1日90秒、
皿をほぐすだけで、

ひざ痛は治る!

1回30秒、
お皿ケアから
始める超簡単
ひざセルフケア

土屋元明

「動きのこだわりテーション」代表
理学療法士

方丈社

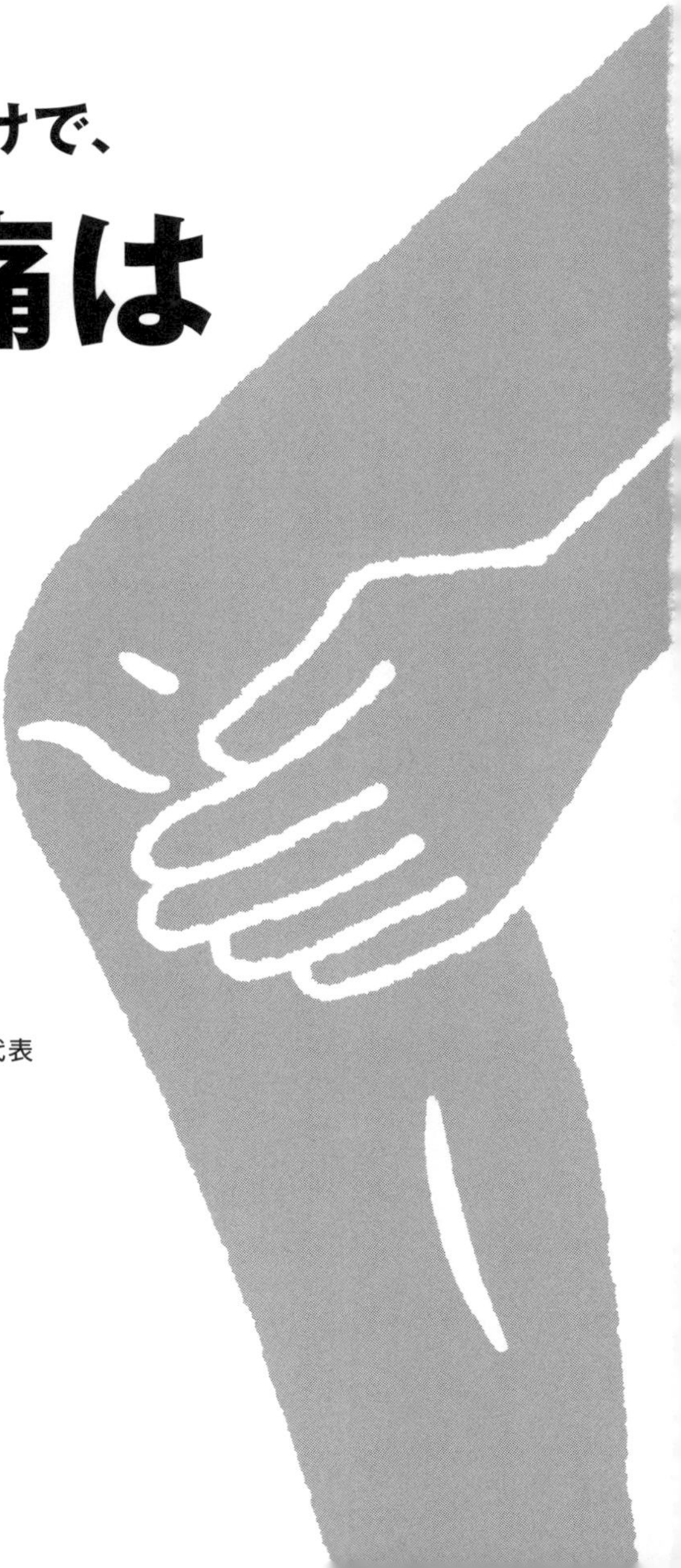

「1日90秒、皿をほぐすだけで、ひざ痛は治る!」目次

第3章　ひざを守るための「猫背」解消術

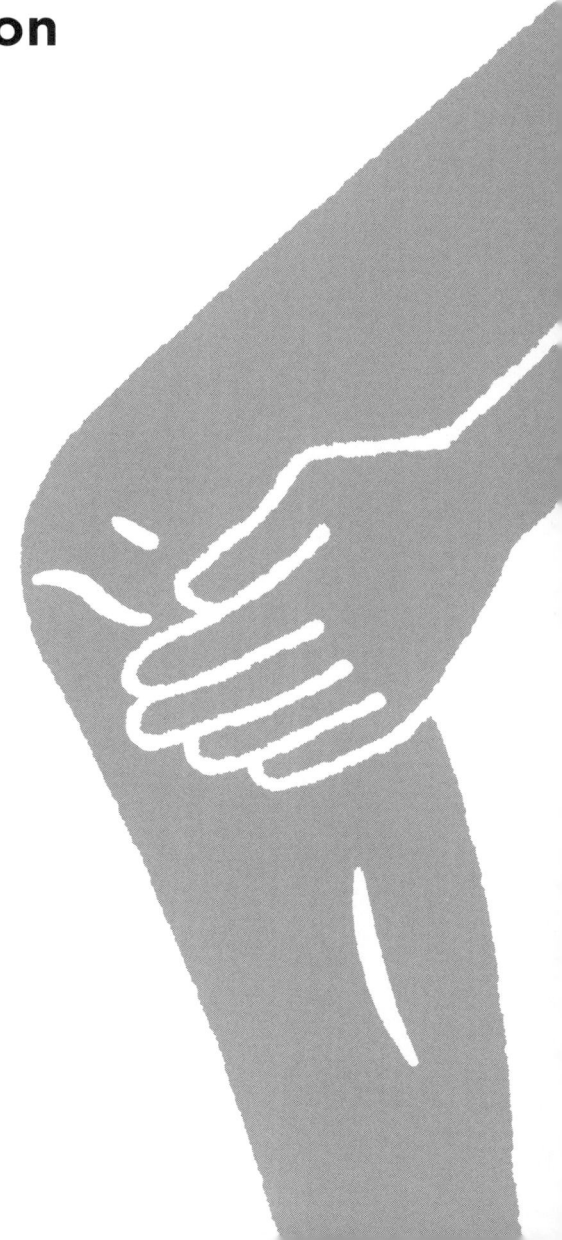

Introduction

そのひざ痛、「お皿」ケアで治せます！

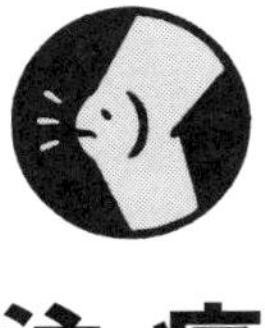

痛みの解消に、注目すべきは「お皿」だった！

ひざの痛みさえなければ

ひざの痛みを感じて来院した患者さんの多くが、「この痛みさえなければもっと趣味やスポーツが楽しめる」とおっしゃいます。ひざが痛むと、歩くにも、座るにも不自由です。痛みが出ることを考えると、活動を自粛せざるを得なくて、口惜しい気持ちになるのでしょう。

「痛みが出てから、性格までゆがんできて、意地悪になった気がする」と苦笑していた方もいました。体のどこかに痛みを感じ続けていることは大きなストレスですから、イライラが高じるのは当たり前。すぐにも痛みを解消しなければ！

私は神奈川県鎌倉市で「動きのこだわりテーション」という施術院を開いている理学療法士です。自身の治療院や、出向で仕事をしている治療院などで痛みに苦しむ人を日々ケアしていますので、先のように痛みのつらさ、悔しさ、あきらめなどを直にうかがってきました。

ひざ痛に苦しむ患者さんは中高年に限らず、すべての年代にわたります。

「私も、部活を頑張っている孫も、ひざが痛くて……。家の雰囲気が暗いわ」と言っていたご婦人と、お孫さんの笑顔を取り戻すお手伝いをさせていただいたこともあります。

本当に、すべての年代にわたって、悩む人が多いトラブルがひざ痛。ですから私は、患者さんをつらくさせている「痛み」を何とかすることに責任をもちたいと思い、痛みとは何か、そのメカニズムに踏み込んで、対処法の研究を続けてきました。

多くの患者さんが協力してくれ、さまざまな痛みの姿を私に見せてくれたおかげで、いくつか痛み解消のメソッドを見出すことができています。

それで前著「ひざのねじれをとれば、ひざ痛は治る」を上梓し、今回はとくに中高年の初期のひざ痛にフォーカスして、痛みの改善法「お皿ケア」をご紹介する本書を出版することとなりました。

当院では、ひざ痛を訴える患者さんにねじれ補正や、お皿ケアのメソッド「お皿ロック」を実践しており、その多くがひざの痛みから卒業し、痛くないから実践できる活動を再開しています。

痛くないから実践できる活動とは、ひざ痛を再発させないためのウォーキングや筋トレ、好きなスポーツの練習など、患者さん自身が「やりたいことを思いっきりやる」をかなえるための活動で、みなさん痛みを自分でコントロールできる自信をつけて、元気を取り戻しています。

はつらつとしたその姿を見ることは、私には何よりの喜びで、「これがあるから理学療法士はやめられない！」といつもハッピーな気持ちにしてもらうのです。

ひざの痛みを感じはじめ、この本を手に取ってくださった読者のみなさんにも、ぜひ、簡単なセルフケアで痛みを解消する体験をしていただきたいと願います。

なお〝お皿〟とは、正式には膝蓋骨《しつがいこつ》という骨で、本書の主役です。追って詳しく説明することとして、いまはもう少し「ひざ痛」の背景を紹介しましょう。

●痛みケアの臨床で見えた、ひざ痛の真実

ひざの痛みを訴えて来院した患者さんに話を聞くと、多くの人が「関節の骨が変形しているから痛い」とか、「半月板が損傷しているから痛い」などと思っています。

それは、私と出会う前に整形外科の医師や、接骨院などの先生からそのように説明されたからです。

ひざ痛を感じるようになって、ネットで調べたり、変形性膝関節症《へんけいせいしつかんせつしょう》やひざ痛に関する本を読んだりして、そう思っている人もいます。

ひざの関節（右足正面より）

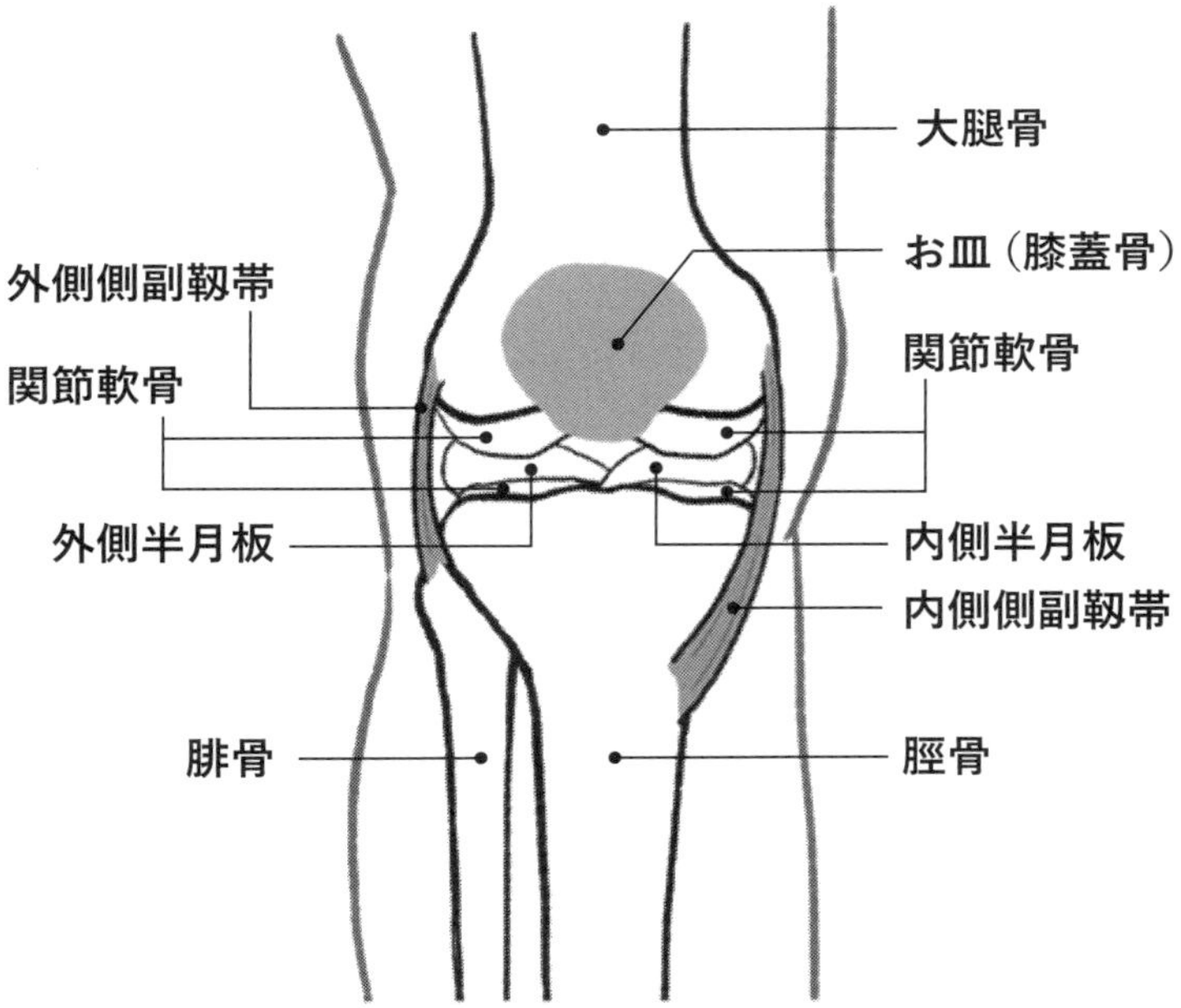
大腿骨
お皿（膝蓋骨）
外側側副靭帯
関節軟骨
関節軟骨
外側半月板
内側半月板
内側側副靭帯
腓骨
脛骨

ひざの関節（右足横から）

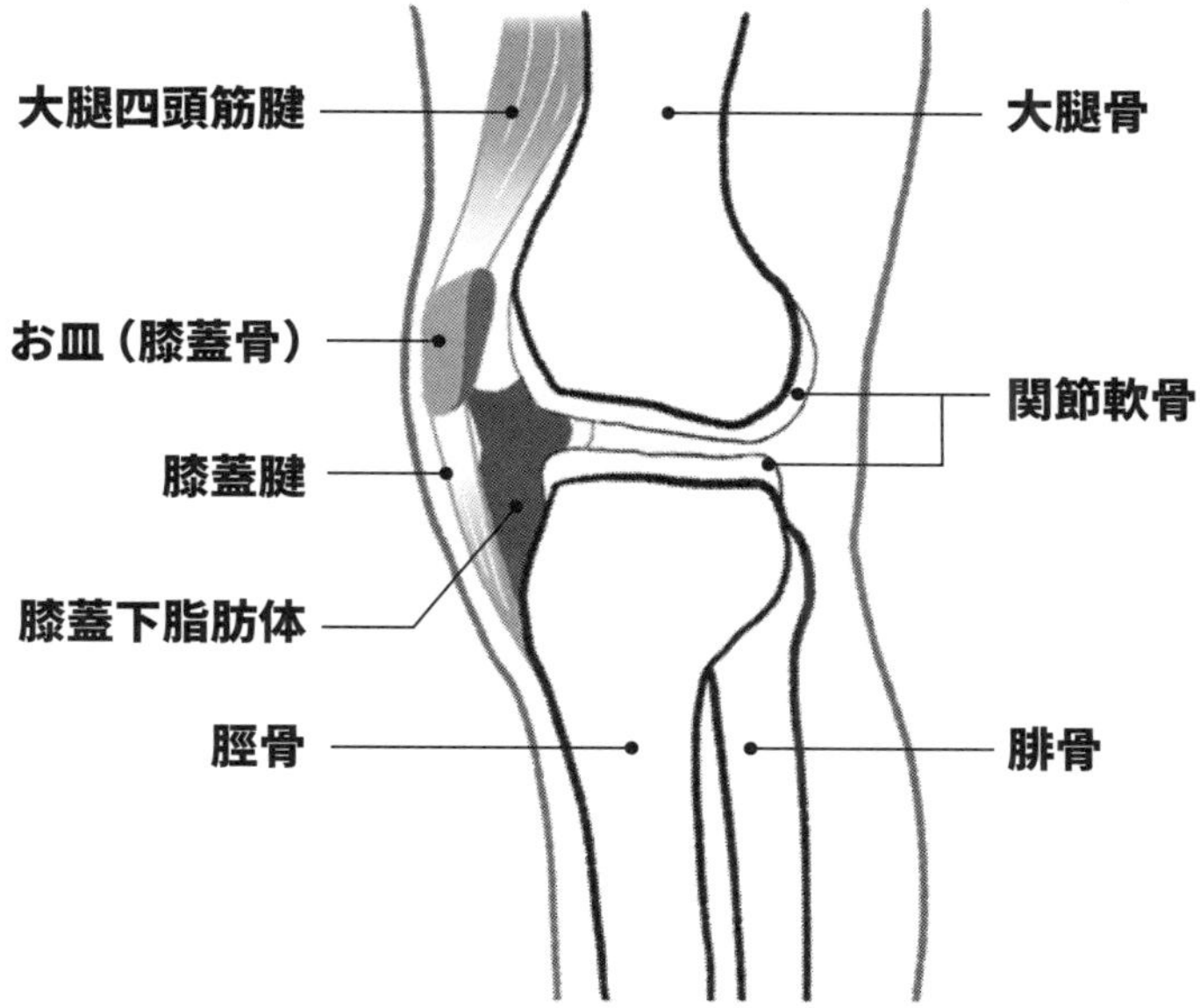
大腿四頭筋腱
大腿骨
お皿（膝蓋骨）
関節軟骨
膝蓋腱
膝蓋下脂肪体
脛骨
腓骨

しかし、痛む場所や痛むタイミング、痛み方などを細かくチェックすると、「痛み」の直接的な原因は変形や半月板の問題というよりも、お皿周りの組織の問題ではないか、と見立てられることが多くあります。

中高年の方はもとより、市民アスリート、10代の部活スポーツマン、いずれもお皿周りの組織に、何かしらのトラブルが見つかるのです。代表的な症状としては組織が柔軟性を失い、硬化して、血流が悪くなっている、というものです。

一方、加齢に伴って、ひざ関節の骨が少しずつ変形したり、関節を構成している組織に損傷が生じたりするのは事実です。とはいえ医療の現場では、レントゲンやMRIで骨や組織に異常が見つかったとしても、それが痛みと直結しておらず、痛みの原因は別のところにあったということが往々にしてあります。

私自身も数多くの臨床経験からそれを知っていました。そこで、世界のひざ痛研究を調べ直してみたのです。

すると、臨床感を裏づけるかのように、レントゲン画像やMRI画像で見られる変形と痛みの関連性は低いといった報告（※1）がありました。

また、50代の男性の32％、女性の19％に半月板損傷が見られ、70〜90代では男性の56％、女性の51％に半月板損傷が見られるにもかかわらず、痛みを感じていない人もいるといった報告も（※2）。ほかにも、レントゲンやMRIの異常所見と痛みが一致しないといった報告が、いくつも見つかったのです。

●「なんとなくひざが痛い」原因は、お皿周りの組織にあった！

どうやら痛みの原因は別にある。お皿周りがあやしい。

私は仮説を立てて、患者さん個々の痛みの原因を追求することとし、患者さんが自分の痛みについて述べる訴えに対してアプローチを繰り返してみたところ、別の共通点も見つかりました。

加齢に伴うひざの痛みに悩み始めた人には、ある日突然、鋭《するど》い痛みや炎症を伴うことは少なく、「なんとなくひざに鈍《にぶ》い痛みがあって困っている」という人が圧倒的に多いのです。

そして、お皿周りの組織が硬くなっているため、お皿がうまく動かない傾向にあり、ひざ関節の中というより、お皿周りに発痛ポイント（痛みを発している場所）があることも共通していました。

さらに、ほとんどの人が「お皿が動く」ことを知らず、意識的に動かしてみたこともないという返答でした。

やはり、お皿周りの問題による痛みが存在する。

確信を得て、お皿ケアに重点をおいたところ、痛みの改善例が多数出現しました。

そこで本書では、このお皿の動きを改善する「お皿ロック」を中心に、症状別のケア方法を紹介していきます。

なお、もちろんレントゲンなどの画像所見どおり、変形や半月板、炎症による問題で痛みを感じる人もいます。そのような痛みを感じている人に、同時に、お皿周りの組織に問題がある人もいます。

その場合、体重をかけたり、痛い場所を押したりすると鋭い痛みが走ります。また、突然ひざが動かなくなったりする、といった症状を伴います。

「軟骨がすり減って骨同士が当たって痛い」というイメージをもつ人も多いですが、これについては誤解が含まれています。

軟骨には痛みを感じる神経がないため、軟骨がすり減っても直接的に痛みを感じることはありません。ただし、そのように思うのは、軟骨がすり減る（正しくは溶ける）ことで炎症が起き、その結果、ひざが腫れて熱をもち、水がたまって痛みが出ることがあるためです。

先に述べたとおり、ただお皿周りの問題で痛い人は「なんとなく痛い（鈍い痛み）」ですが、変形や半月板、炎症の問題や、それとお皿周りの問題が重なっている場合は、「鋭く痛い」「腫れて、水がたまって、痛い」のです。

「なんとなく痛い」以外の人はファーストチョイスとしてセルフケアを試みるのではなくて、まずは整形外科で治療を受ける必要があり、セルフケアは治療の次の手段とご理解ください（詳細24ページ「セルフケアNGのひざ痛」参照）。

● 人生後半の質を左右する、中高年のひざ痛

▼高齢期のひざ痛問題

日本は2007年に「超高齢社会」に入りました。超高齢社会とは、国民の5人に1人は65歳以上ということです（人口に占める65歳以上の人の割合が21％以上）。そして人口高齢化が進むなかで、要支援や要介護の状態になる人が増え、その背景が問題になっています。

というのも要支援状態となる最も多い原因が「関節疾患」で、全体の19％を占めているからです（※3）。要支援状態とは、自分の身の回りのことを自力で行うのが困難で、支援が必要な状態です。

つまり、「関節の痛み」は、長期的に生活の質（ＱＯＬ）を低下させるだけでなく、痛みを放置していると、要支援状態の入り口となって、自立した生活を脅かす大きな要因となってしまうのです。

関節のなかでもとくにひざの関節（膝関節）のトラブルは、立つ・座る・歩くの妨げとなって、要支援状態の原因となることが多いので、介護予防的に最も守らなくてはいけない関節と言っても、言いすぎではありません。

そして高齢の人の場合、たとえばこれまで自分でしていた活動を休止して、しばらく大事をとっていたら状態がよくなるようなことがあるかというと、そうではないのです。一概には言えませんが、「大事をとる」は、痛みのコントロールにつながらないうえ、ほかの点でも悪影響を及ぼす危険があります。

なぜかというと、活動が停滞することで、あらゆる「できていたこと」が「できなくなってしまう」きっかけになったり、人との交流が途絶えたことで引きこもりをまねいたり、基礎体力や気力、意欲を低下させてしまったり、痛みに劣らず重大な健康被害につながる危険があるからです。

そのような負の連鎖を起こさない！　これは高齢期を健やかに過ごしていくために、要注意のポイントです。痛みを感じたらなるべく早く、お皿ケアで痛みを軽減し、自分らしい生活を守っていきましょう。

お皿ケアはとても簡単です。テレビを見ながら、家事の合間に、やろうと思ったとき、すぐできます。衣服の上からできますから、お友達とおしゃべりしているとき、こっそり実践することも可能です。

本書では、お皿ケアと併せて行なうとよい「土屋式ゆるスクワット」もご紹介します。筋肉・筋力の維持と強化に役立つ、手軽な運動です！　こちらもぜひ、隙間時間の習慣にしてください。

▼中年から始まるひざ痛の問題

人の体には206個の骨と、260個以上の関節がありますが、なかでも「ひざ関節の痛み」は、要支援状態にはまだ遠い、中年の悩みとしても増えています。40～50

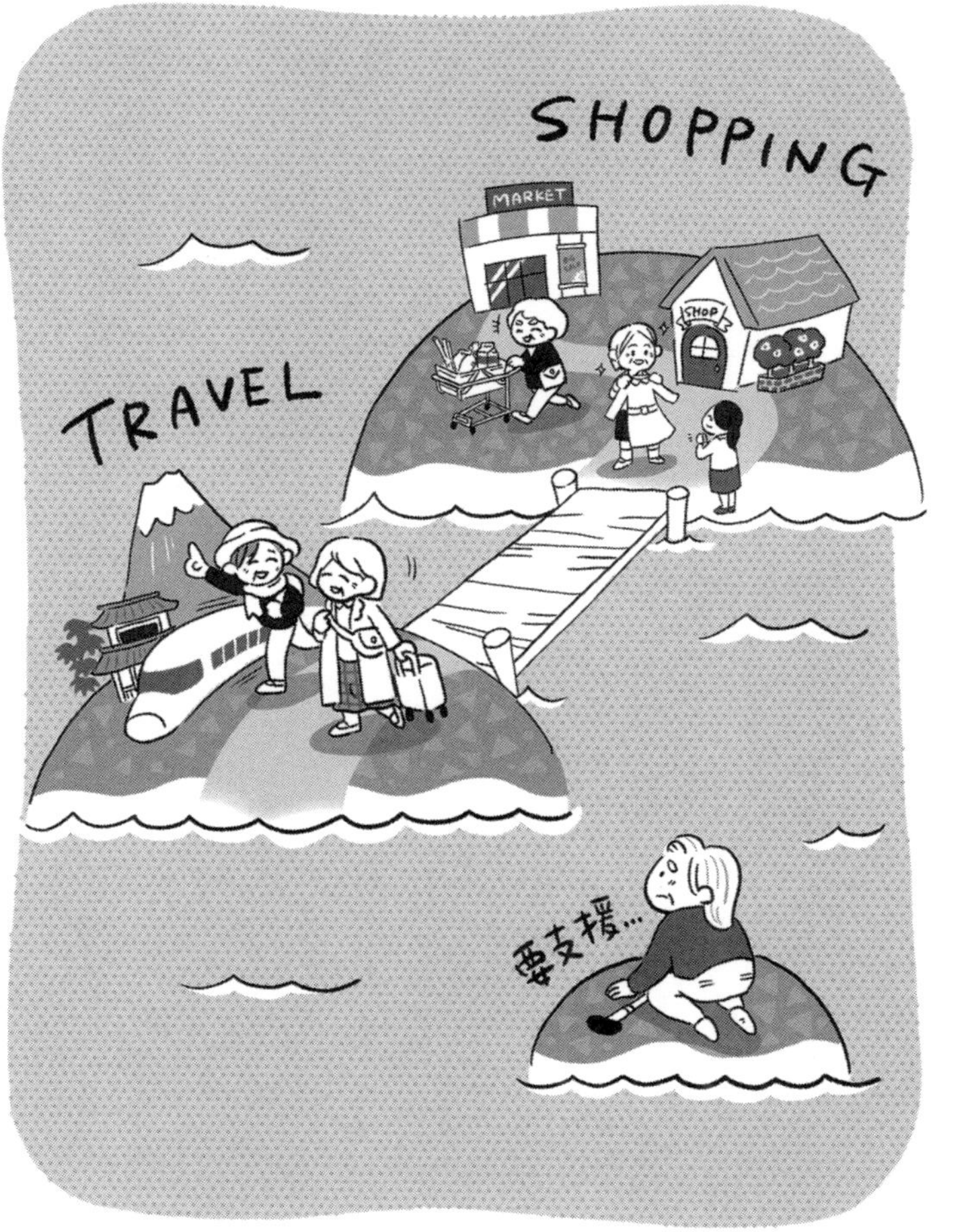

未来の残念な連鎖、今なら防げる！
ズボラさんでも続けられる「お皿ケア」が◎

代の女性や、スポーツを楽しんでいる人々も、ひざの痛みに悩んでいることが多いのです。

男女比で、女性のほうがひざ痛で悩む人が比較的多いのは、更年期と関係しています。更年期とは閉経の前後10年を指しますが、これ以降、体型が変化し、体重が増えてしまい、活動量が減少して、運動不足となり、さらに体重が増える「負のスパイラル」が起きやすいのです。すると体の「弱いところ」にその負担がかかって、①ひざ、②腰、③肩の順で不調を訴える人が増える傾向にあります。

とくにひざをひねったり、ぶつけたりしたわけでもないのに、なんとなくひざが痛くなって、困る場面が増えていく。動き始めや階段の昇り降り、長時間歩いた後に痛みが強くなり、さらに活動量の減少をまねき、放置すると変形を助長したり、筋力が低下したりする悪循環が起きます。

中年で始まり、高齢期に至っても、その痛みと付き合い続けなければならないとしたら、実に大きなストレスです。痛みを感じたならすぐにもお皿ケアを始め、痛みを

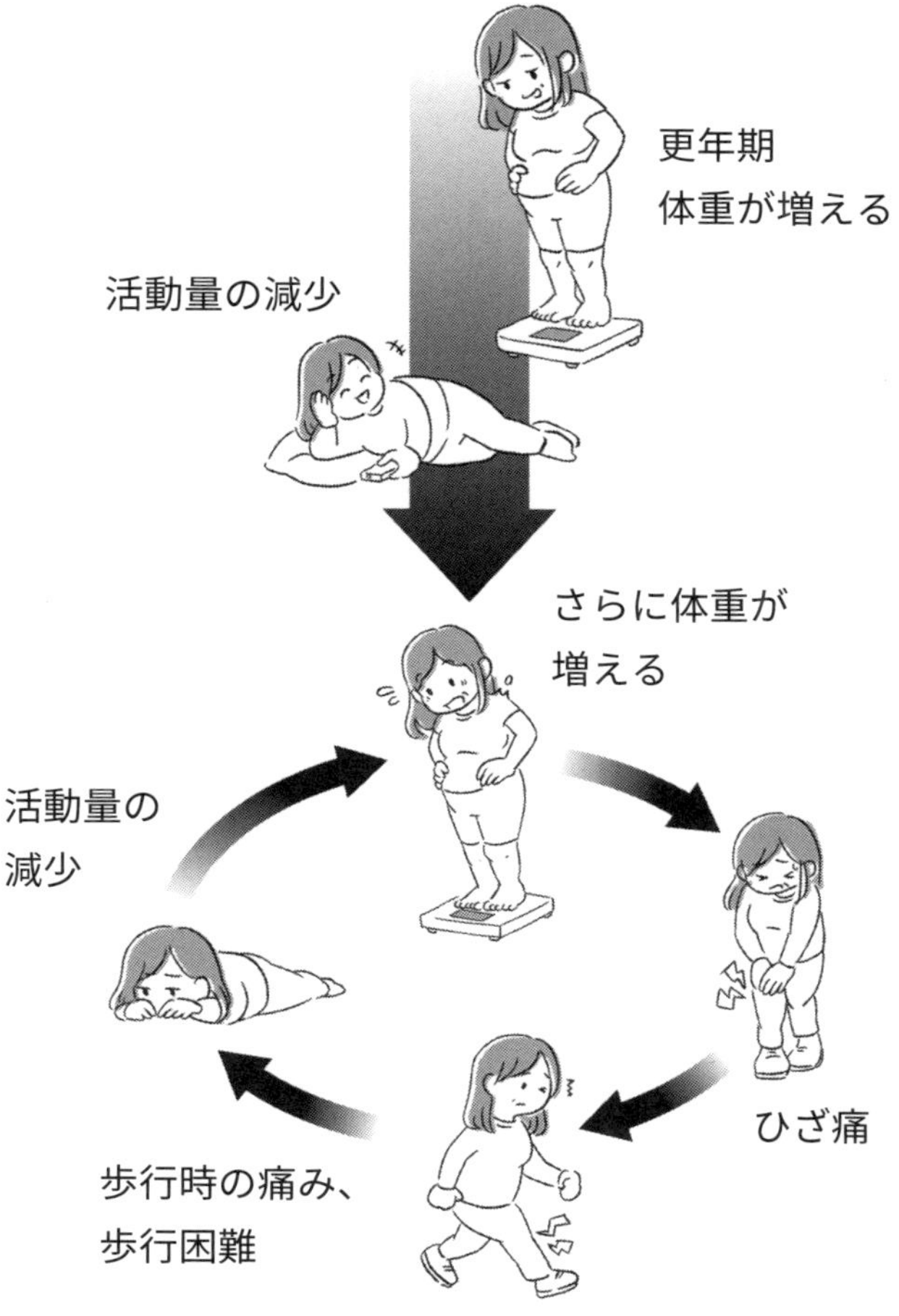

ひざ痛を卒業して、動けるカラダ、
適性体重をキープしよう！

卒業するターニングポイントにしましょう。

一方、中年男性は、40代には「目」、50代には「腰」の不調を訴える人が多い傾向があり、比較的、ひざ痛は力仕事をしている人やスポーツをしている人に限られます。スポーツマンのひざ痛と言っても、過度なトレーニングはしていない中年市民アスリートの場合に多く、中年女性のケースと痛みが発生するメカニズムはほぼ同じです。

スポーツの負荷が「弱いところ」に出て、ひざ痛を起こしているのです。好きなスポーツを続け、健康と自分らしい生活を守るためには、まずお皿ケアでひざ痛を解消することが先決です。

●セルフケアNGのひざ痛

次の項目に該当する場合は、セルフケアの前に整形外科で医師の診察を受け、適切な治療と、セルフケアについてアドバイスを求めましょう。

・安静にしていても痛い
・夜、痛くて目が覚めてしまう
・歩くのがつらい（怖い）

本書でお勧めしているケア法も含め、自己判断でのケアは避け、専門的な治療をまず受けましょう。この場合、セルフケアでは効果が期待できません。医師による治療（注射や薬物治療など）が最優先となります。

痛みが出ている場所を、自分で押すと「鋭い痛み」を認める場合、そこに何かしらの損傷があることがほとんどです。さらに、熱をもっていたり、腫れていたりした場合は、炎症が起きている可能性があります。そして、ひざの痛みで日常生活に支障をきたし、活動範囲も狭くなっているでしょう。できるだけ早く受診してください。

27、28ページで、熱・腫れ・水たまりのチェック法を紹介しておきます。

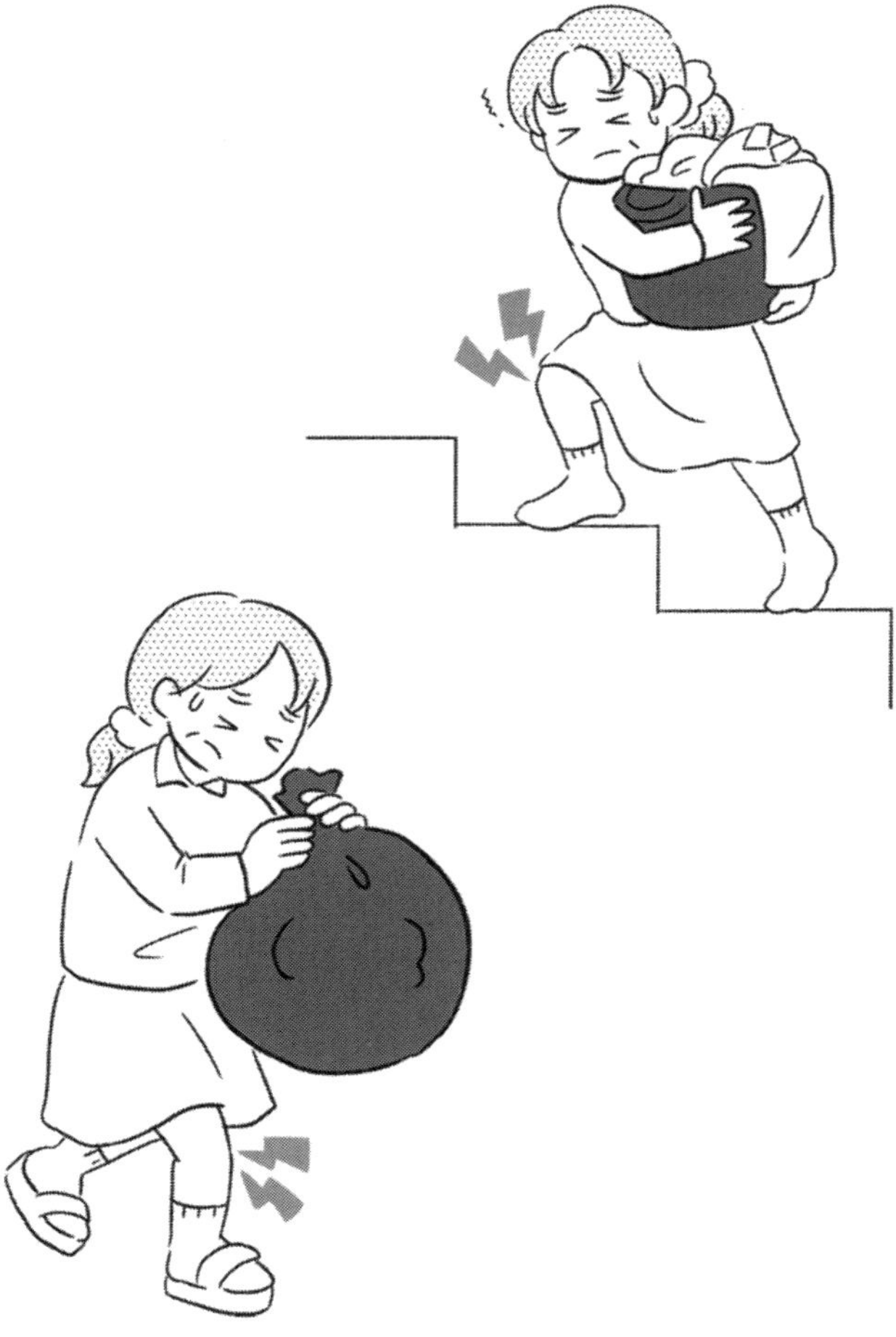

ひざ痛で動けないなら、我慢は禁物。
熱・腫れ・水たまりのチェックを！

コラム1　熱・腫れ・水たまりのチェック

ひざに痛みがあり、セルフケアを行う前に、次のポイントで「熱・腫れ・水たまり」をチェックしましょう。これで炎症が起きているかどうかがわかります。

もし炎症が起きている可能性があったら、24ページで紹介している「セルフケアNGのひざ痛」です。セルフケアの前に整形外科で医師の診察を受け、適切な治療を受け、今後のセルフケアについても主治医にアドバイスを求めましょう。

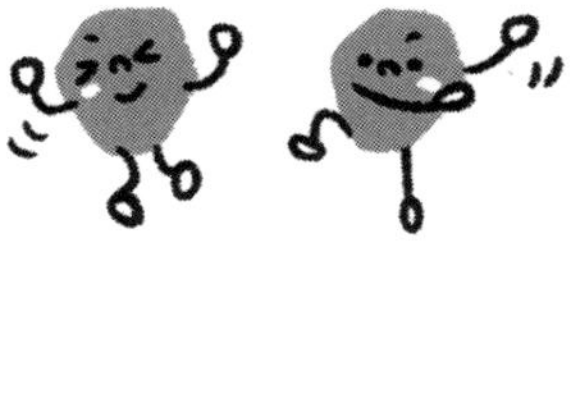

炎症のチェック

両ひざのお皿の上あたりに
手の甲を当て、左右の
温度差を確認！
明らかな温度差があれば、
熱をもっているほうは
炎症がある可能性あり。
どちらか明らかに皮膚が
赤みを帯びている場合も、
炎症の可能性あり。

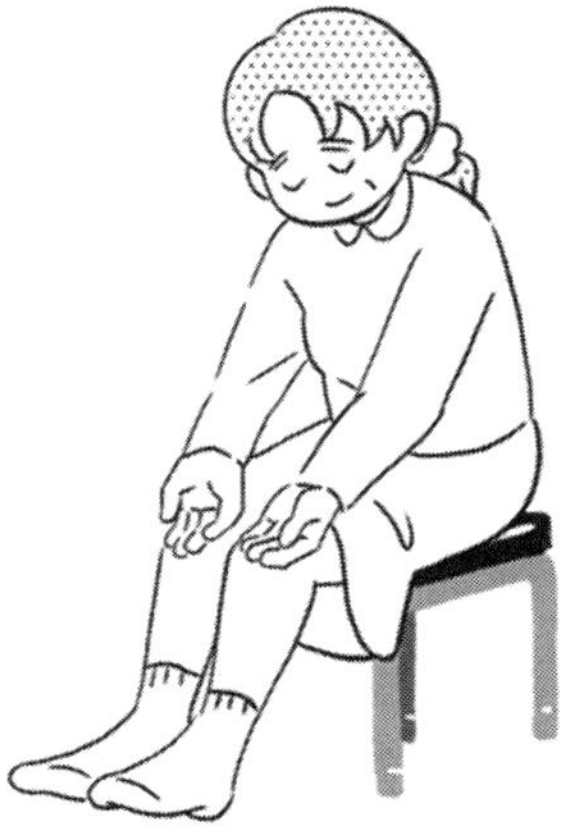

足をまっすぐに伸ばした
状態で、イラストの斜線の
位置を観察！
腫れていたり、指で軽く
押すと「ぷにぷに」して
いたら、水がたまっている
可能性あり。

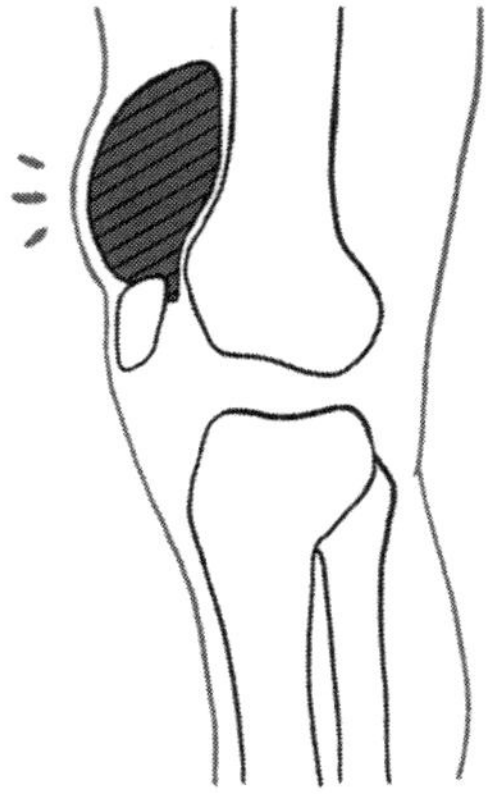

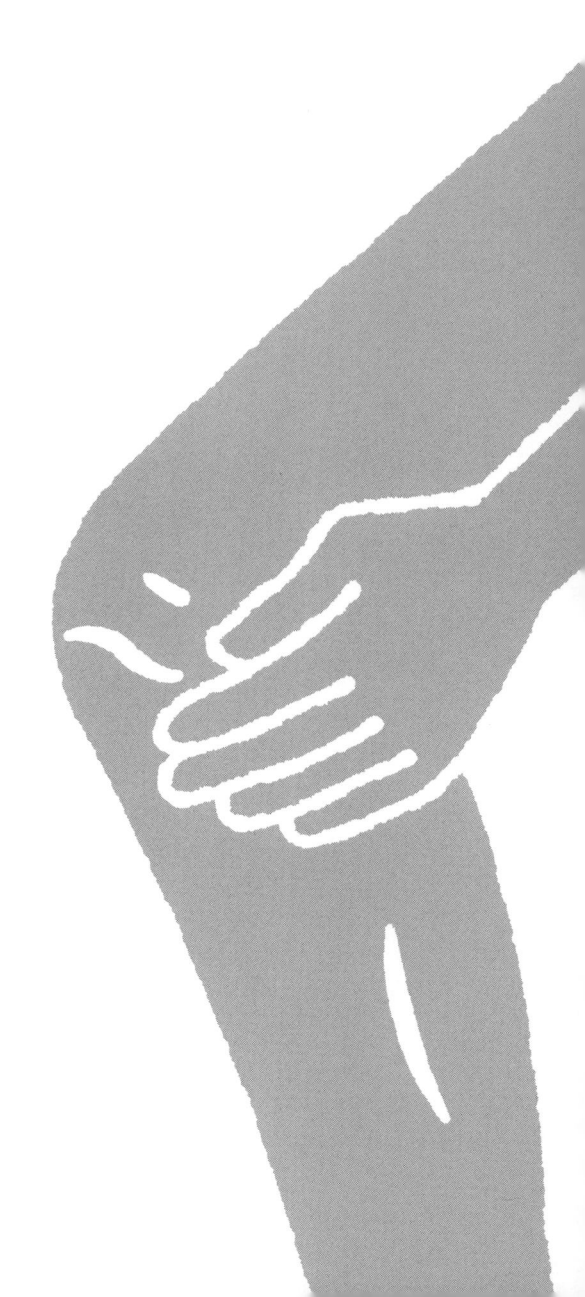

第1章

ひざ痛ビギナーのセルフケア!

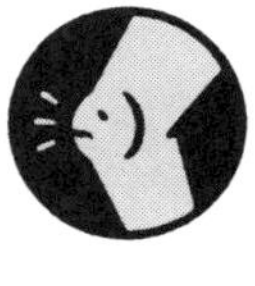

ひざ痛解消の第一選択は攻めのお皿ケア

●ここが「お皿」だ！

さあ、いよいよ本書の主役、お皿を紹介します。

お皿は、正式には膝蓋骨《しつがいこつ》といって、太ももの大腿骨という骨の前にあります。

みなさんがぱっと頭に浮かべる「ひざ関節」は大腿骨と脛骨からなる関節ですが、それよりも上にあります。

イラストで確認して、足を伸ばし、ご自身のお皿にも触れてみましょう。

足を曲げると、お皿が大腿骨にはまり込み、お皿を動かすのが難しくなってしまうので、必ず足を伸ばしてお皿に触れ、上下左右に、ちょっと動かしてみてください。ひざの力も抜きましょう。みなさんのお皿、ちゃんと動きますか？

ひざ図　正面

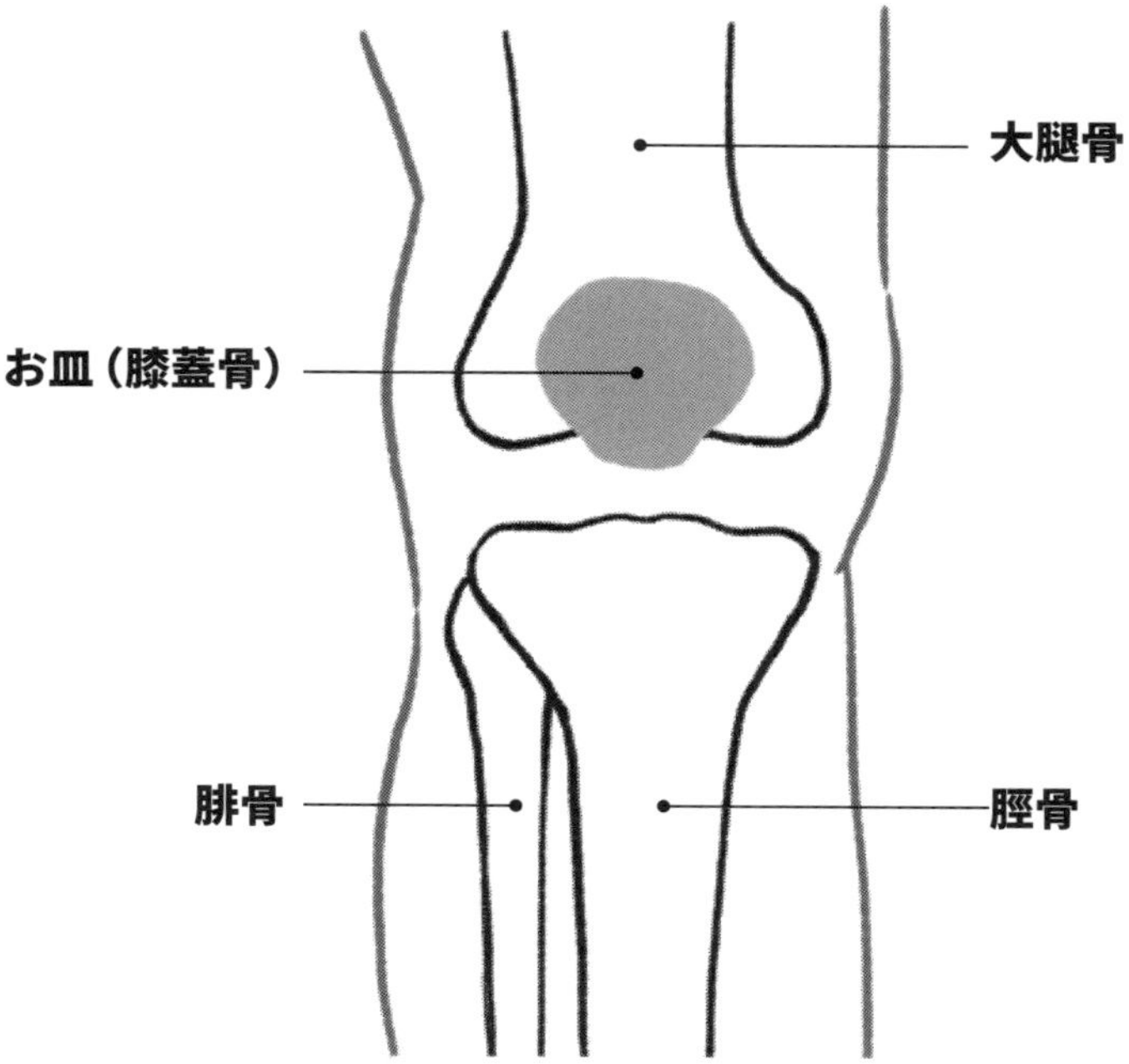

※イラストは右足です。

動かない？
お皿、ない？

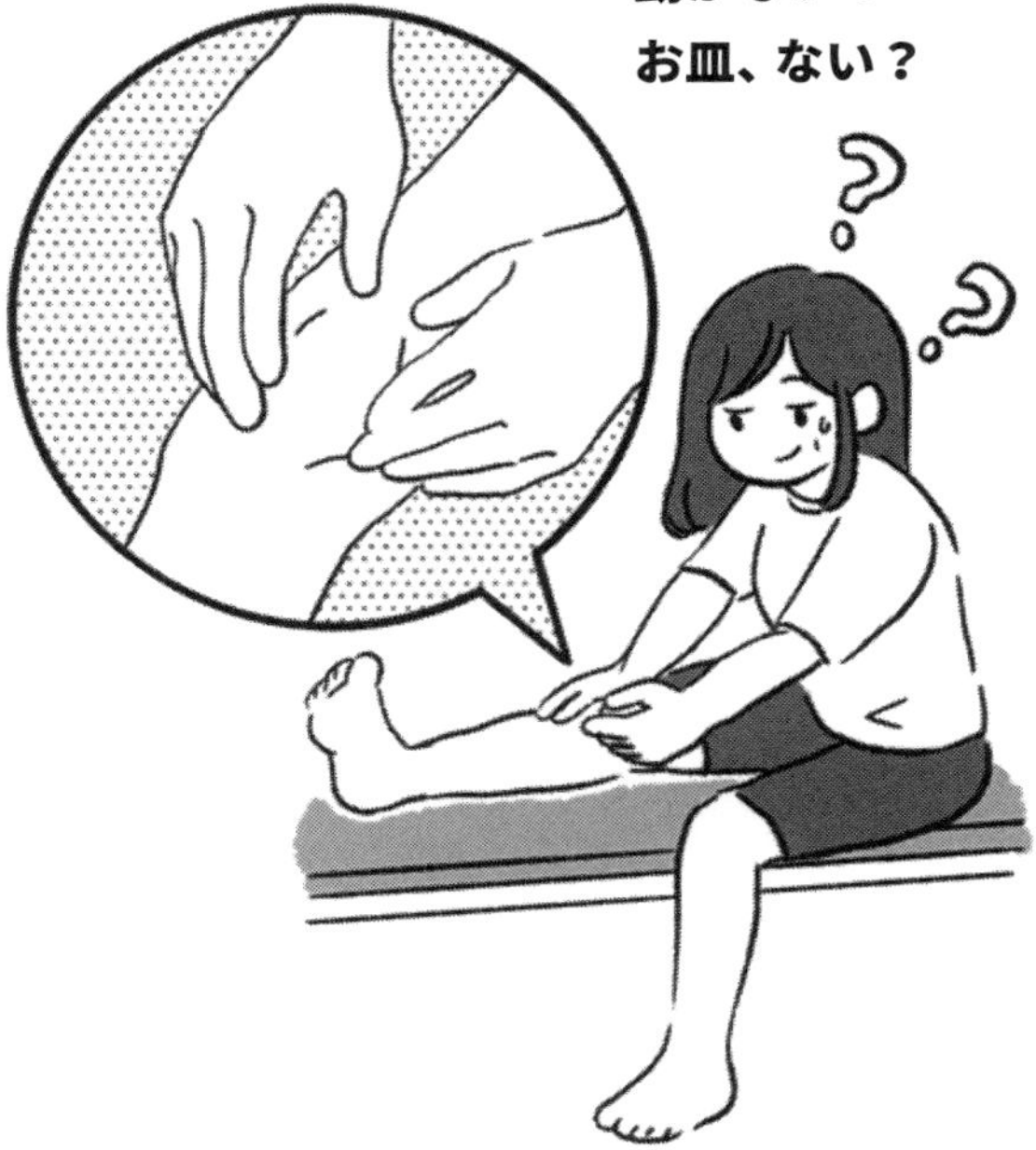

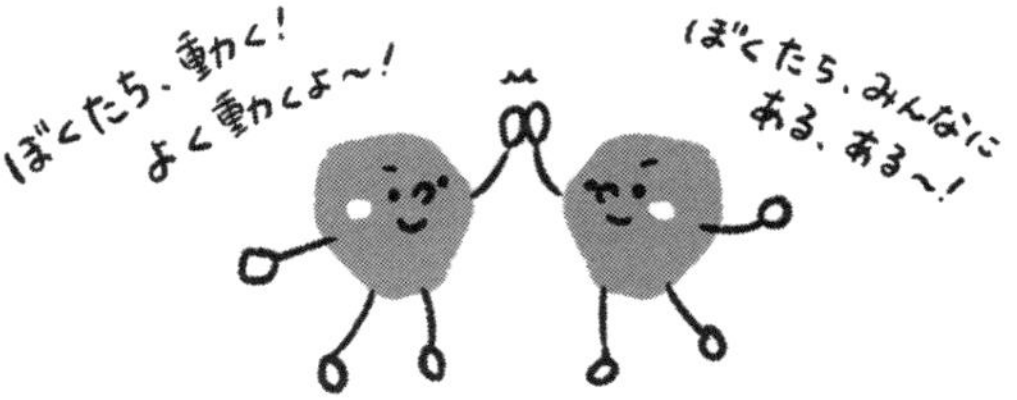
ぼくたち、動く！
よく動くよ〜！
ぼくたち、みんなに
ある、ある〜！

足を伸ばして、ひざの力を抜いたら、
指の腹でお皿を上下左右に動かして！

ひざ図　真横から

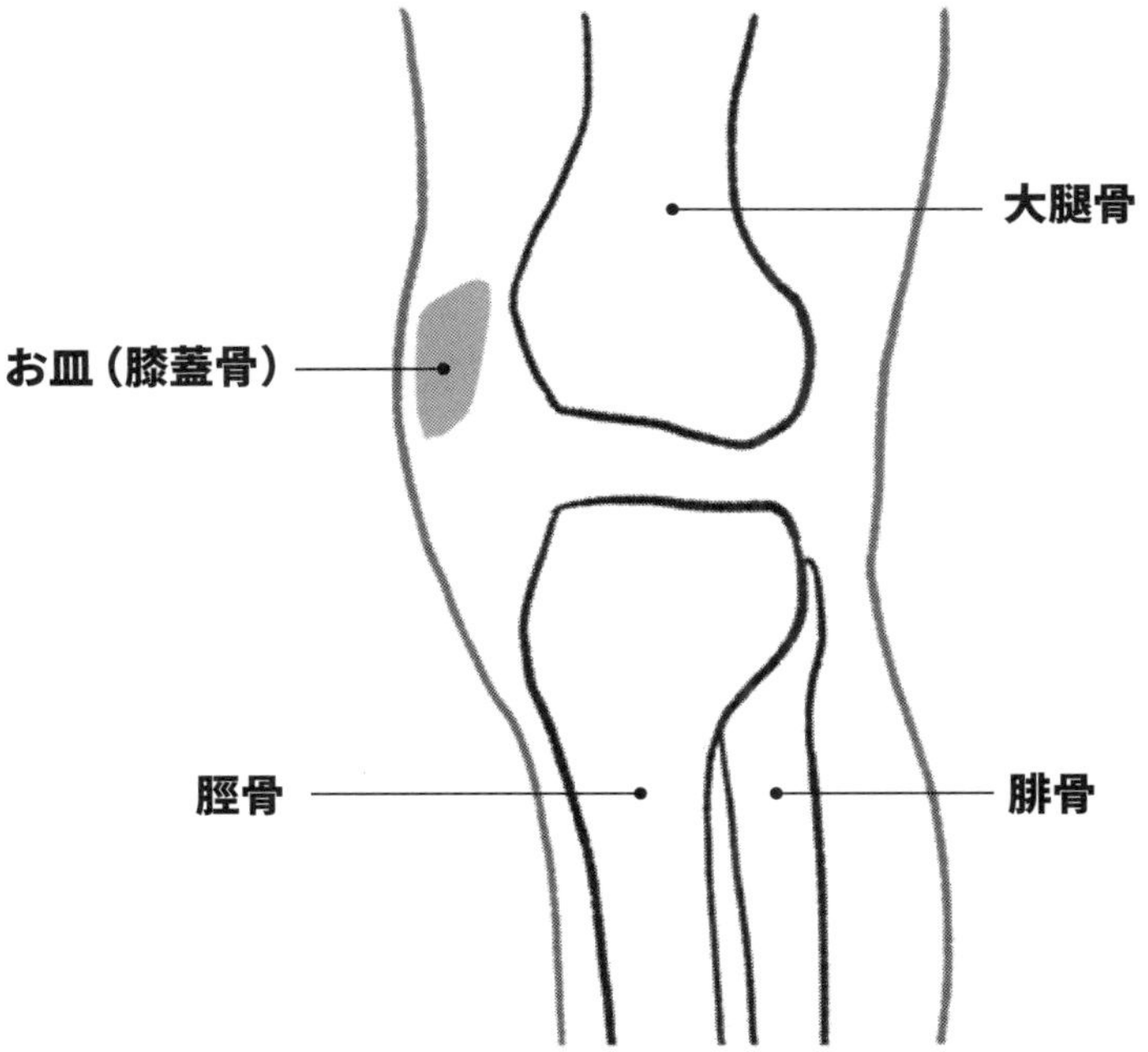

※イラストは右足です。

●お皿を動かすにはコツがある！

お皿は丸いイメージがあるかもしれませんが、「種」のような形をしています。このため、お皿を動かすときには、ちょっとした工夫が必要です。

たとえば、お皿を上から下に動かしたい場合、両手の親指をお皿の上に添え、真下方向に動かすとうまく動かせます。

一方、下から上に動かす場合は、真ん中の尖った部分ではなく、その脇に両手の人差し指を引っ掛けて上に引き上げるようにするとうまく動かすことができます。

イラストを参考に、正しい方法でお皿を動かしましょう。

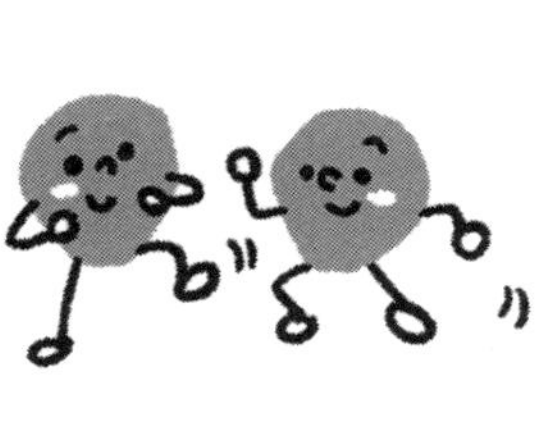

お皿を動かすコツ１

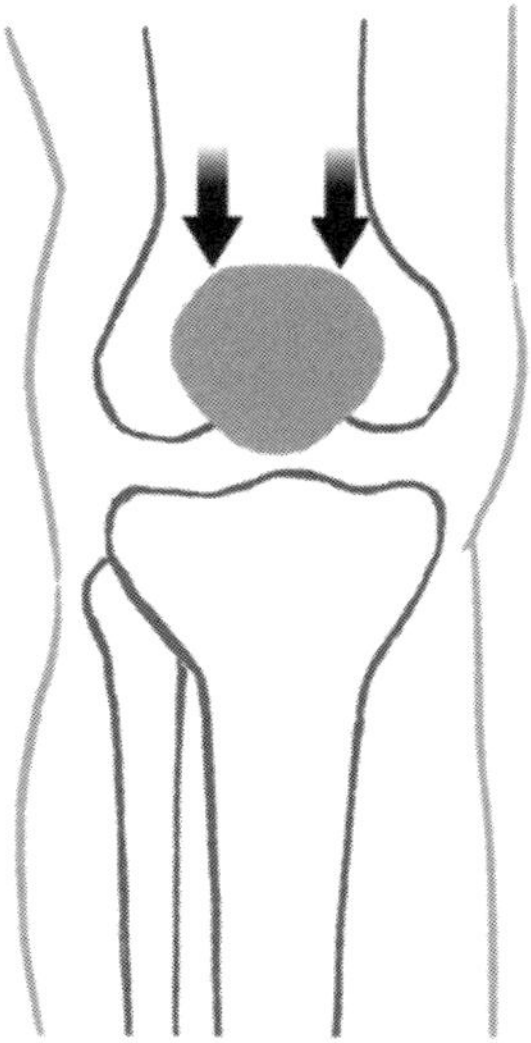

上から　両手の親指をお皿の上に添え、真下に押す。

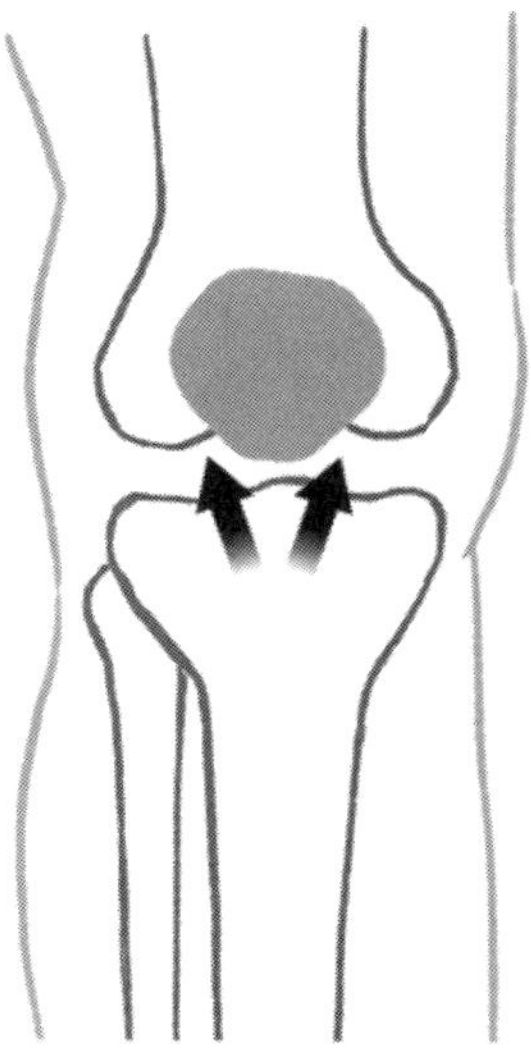

下から　両手の人差し指をお皿下のとんがりに引っ掛けて、上に引き上げる。

●もっとお皿を動かしてみよう

次のイラスト（上）は、レントゲン画像をもとに描いたものです。ひざを前と横から観察すると、お皿が大腿骨の前にあるのがよくわかります。そして、頭上から見ると、お皿がまるでお風呂のフタのような形をしているのもわかります。この形をどうすればよく動かせるでしょうか？

答えは下のイラストをご覧ください。

お皿を真上に引き上げるように動かそうとしてもあまり動きません。そうではなく、右図のように「横から指を斜め下方向」に動かすと簡単に動きます。これを交互に繰り返すことで、徐々にお皿の動きが滑らかになっていくのを実感できるでしょう。

必ず、ひざがしっかりと伸びた状態で行うようにし、もっとお皿を動かすポイントとして、ぜひ動かし方を覚えておいてください。

このようにお皿を動かしてみる行為が、そのまま「基本のお皿ケア」になります。

お皿を動かすコツ 2

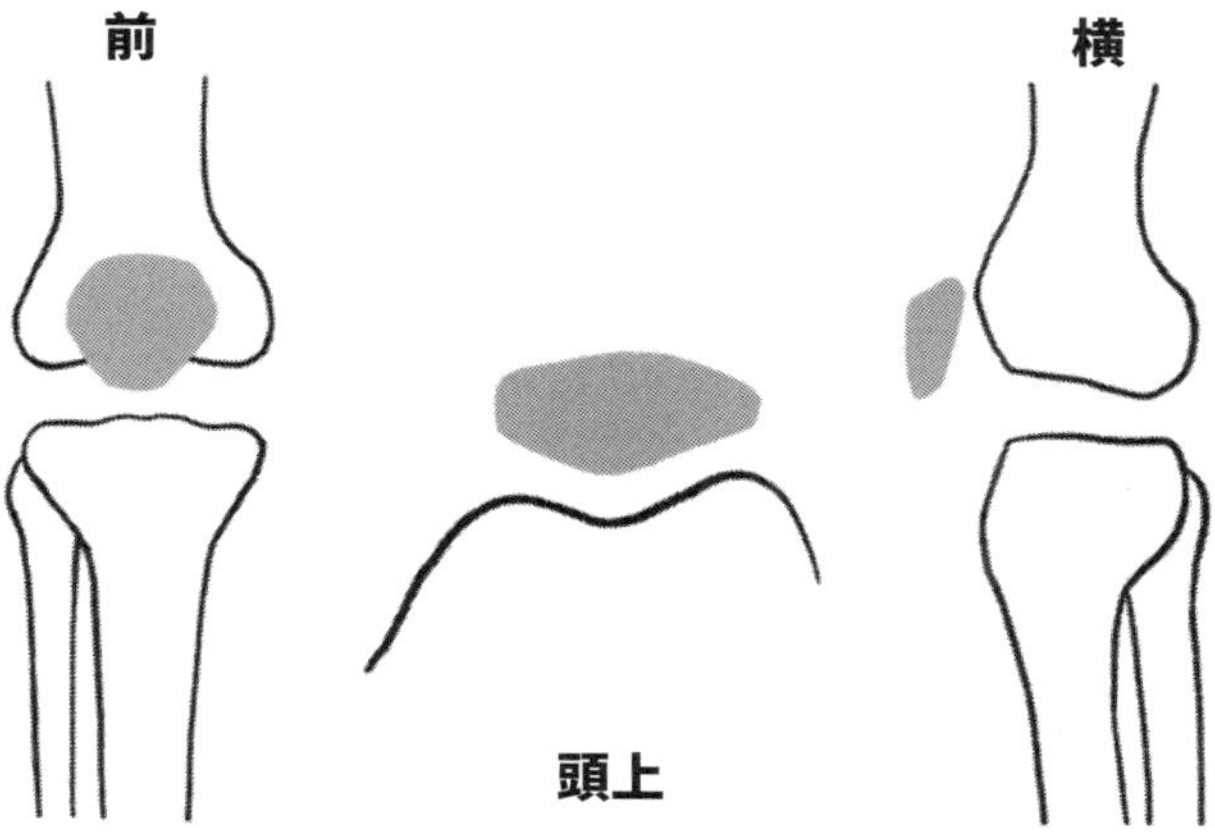

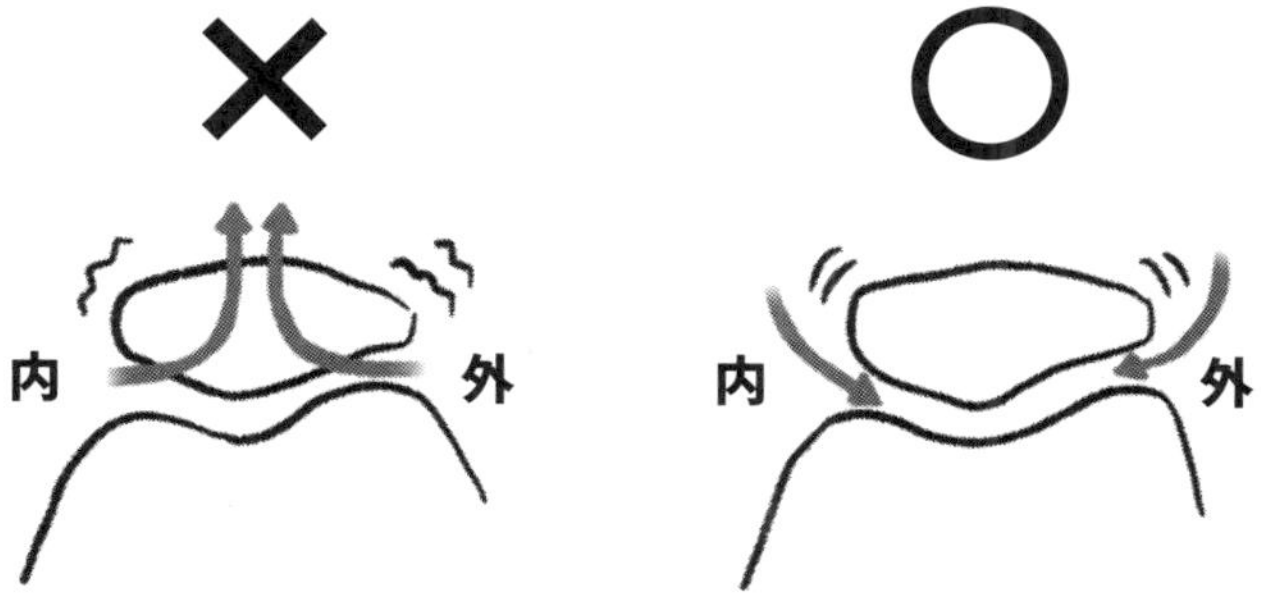

●人知れず、よくはたらく。それがお皿と脂肪体！

お皿は本来、「さまざまな方向に動く」ことで、ひざの動きをサポートし、太ももの筋力を効率よく発揮できるようにしています。

しかし運動不足や、猫背の姿勢でのデスクワーク、偏った動作やクセで動き続けていると、お皿周りの組織に負担がかかり続け、お皿の動きが悪くなると同時に痛みが生じることがあります。

とくに「膝蓋下脂肪体《しつがいかしぼうたい》」という脂肪組織は負担がかかると線維化し、お皿の動きを妨げるうえ、そもそも痛みを感じる神経が多い部位なので、ひざ痛の原因になることが多いです。

脂肪組織と言っても、太っている、痩せているに関係なく、みんなについている脂肪組織で、健康な状態ではひざの動きを滑らかにしたり、動作時の衝撃を吸収したりするクッション材の役目をする脂肪です。

この脂肪体はひざ関節（大腿骨と脛骨の間の関節）の近くにあるため、関節の変形や軟骨の問題として誤解されることが少なくありませんが、私のひざ痛臨床ではこの脂肪体の問題が見つかることが非常に多いです。

また、この脂肪体はちょっとした刺激でも痛みを感じやすい組織なので、別の原因でお皿の動きが悪くなった場合も、間接的に膝蓋下脂肪体にも刺激が入り、ひざ痛の原因になることがあります。

実際、ひざが痛む人に発痛ポイント（痛みを発している場所）を尋ねると、「ここ」と指すエリアは、膝蓋下脂肪体のエリアと重なります。

そこで、どのような場合もまずは脂肪体を中心に、お皿周りの組織によい刺激を与えて血行を改善しましょう。そのためのケア法が、お皿ケアです。

お皿をよく動かして、柔軟でしなやかなひざを取り戻すことで、ひざ痛の解消につながります。

ここが膝蓋下脂肪体！

正面図

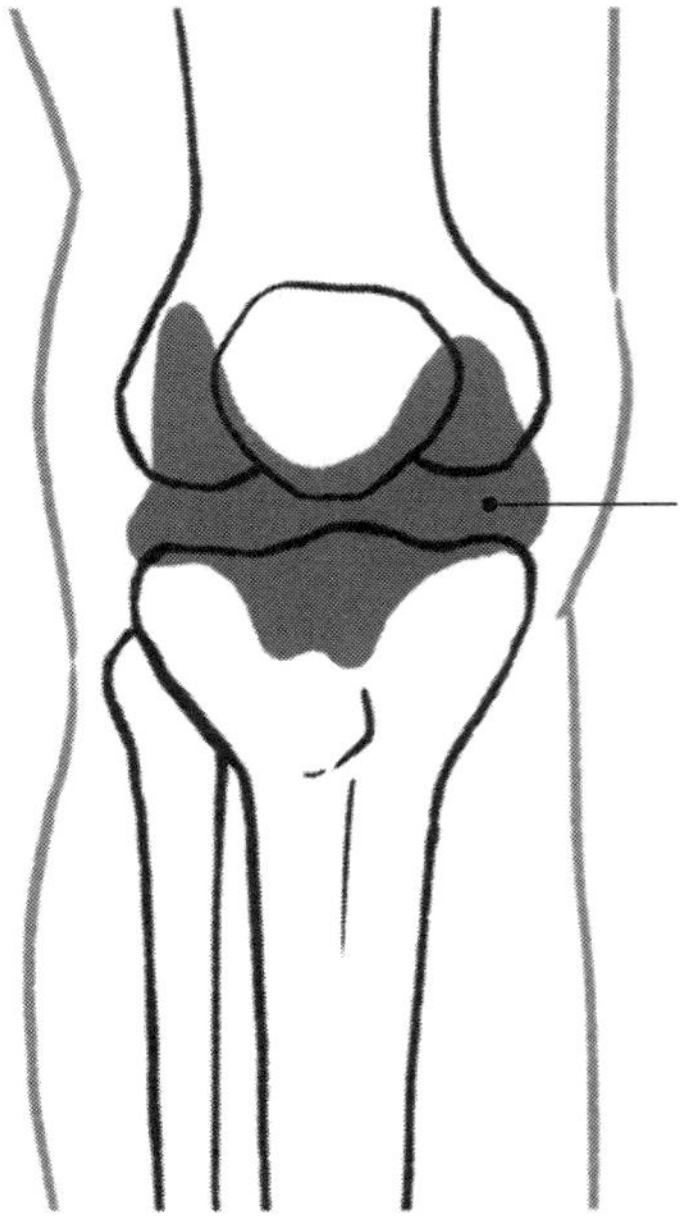

「なんとなくひざが痛い（鈍い痛み）」人に共通する、
発痛ポイント（痛みを発している場所）。

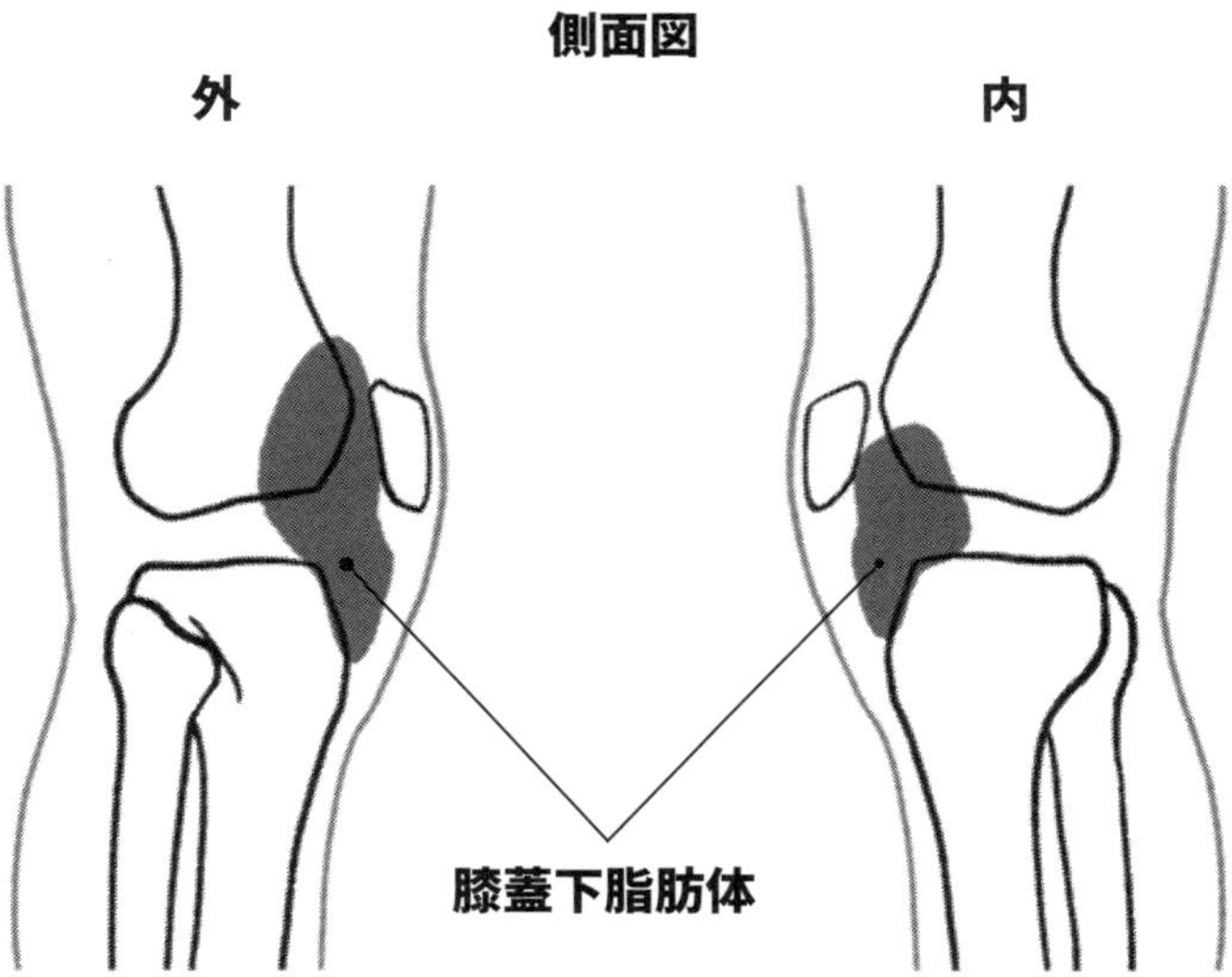
側面図
外
内
膝蓋下脂肪体

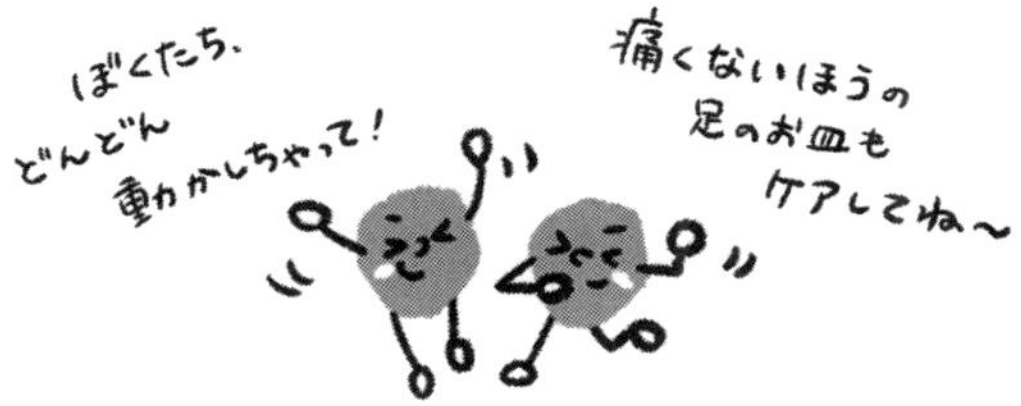
ぼくたち、
どんどん
動かしちゃって！
痛くないほうの
足のお皿も
ケアしてね〜

ところで、よくひざの痛みは軟骨で説明され、ひざ関節の軟骨は次のイラストの拡大された部分などをイメージしている人が多いと思いますが、実は、お皿の裏にも軟骨がたっぷりあります。

ですから、みなさんが気にしている「軟骨がすり減る」というイメージは、実はお皿でも起こる場合があるのです。

あまり知られていないですが、変形性膝関節症の初期段階には、ひざ関節そのものより、お皿に問題があり、リハビリとしての運動も、ひざ関節よりお皿周りの運動が適す、とも考えられています。

とはいえ、私がこれまでひざ痛患者さんにケアした際、ほとんどの人が「お皿が動く」ことを知りませんでした。知らなくても、立ったり、座ったり、お皿のおかげでスムーズに動けてきたのに、みなさん大恩知らずで、お皿をケアしたことがありません。しかし、ひざ痛が出たらお皿ケアが必要。そのケア法が「お皿ロック」です。

多くの人がイメージしている
ひざ関節の軟骨図

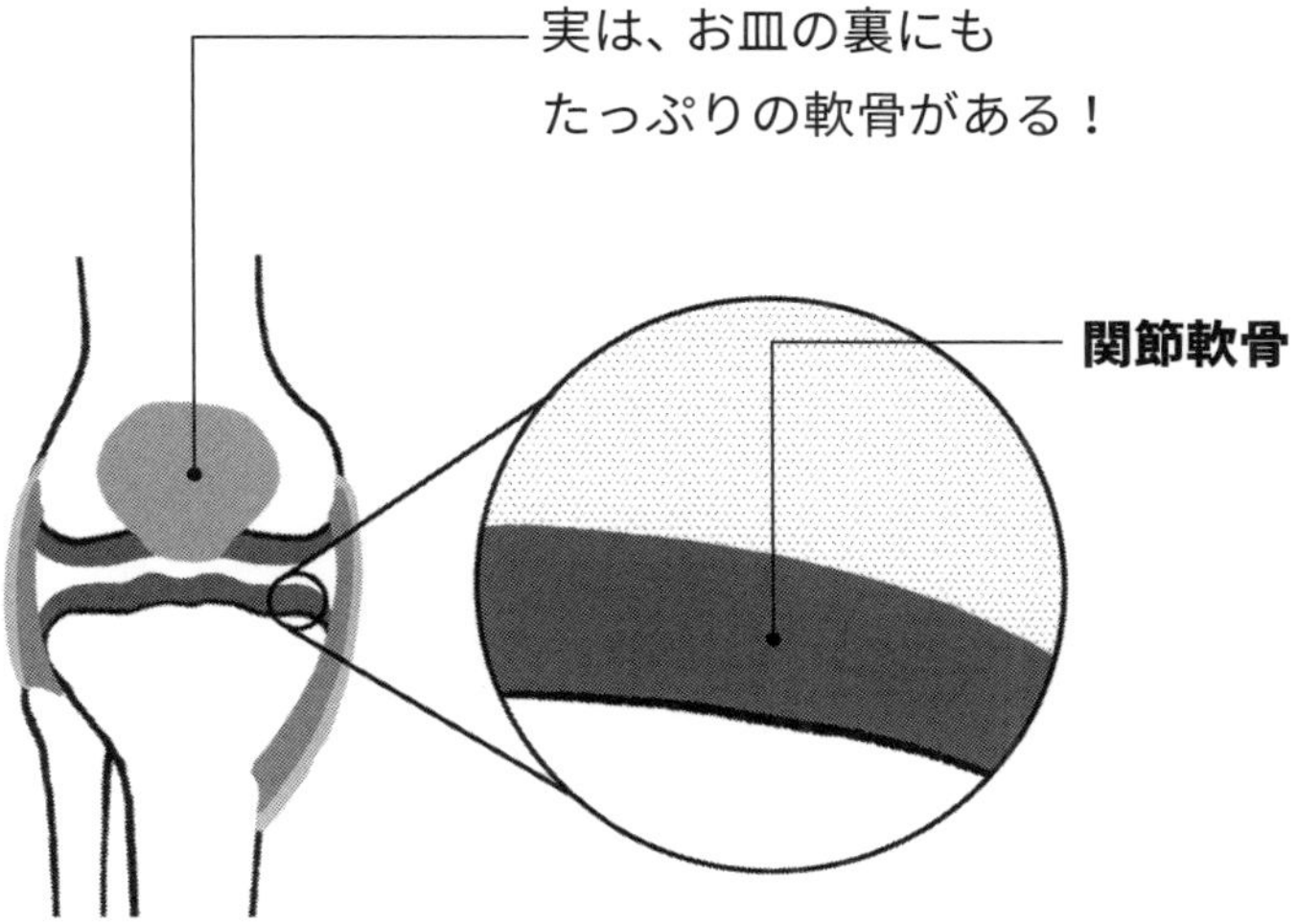
実は、お皿の裏にも
たっぷりの軟骨がある！
関節軟骨

※参考文献※４を参考に作図

●なぜお皿がよく動くことが大切？

先ほどさらっと「お皿はさまざまな方向に動くことで、ひざの動きをサポートし、太ももの筋力を効率よく発揮できるようにしている」と述べました。

これが私たちの生活や運動にどれだけ大切なことかわかると、お皿を動かすモチベーションが上がると思うので、ご説明しましょう。

まず、太ももの筋肉というのは、私たちの動きを支えるうえで、要とも言える役割を果たしています。

太ももの筋肉を鍛えたいとき、最も有名なトレーニング法は「スクワット」です。本書でも、高齢の方にも筋肉・筋力アップに役立てていただける「土屋式ゆるスクワット」をご紹介するのは、スクワットがエクササイズの王様とも言われるほど重要だからです。

このスクワットの動きは、お皿がなければ不可能です。なぜなら、お皿は体の筋肉で最も大きい筋肉、大腿四頭筋の力を脚全体に効率よく伝えるという、重要な役割をもっているからです。

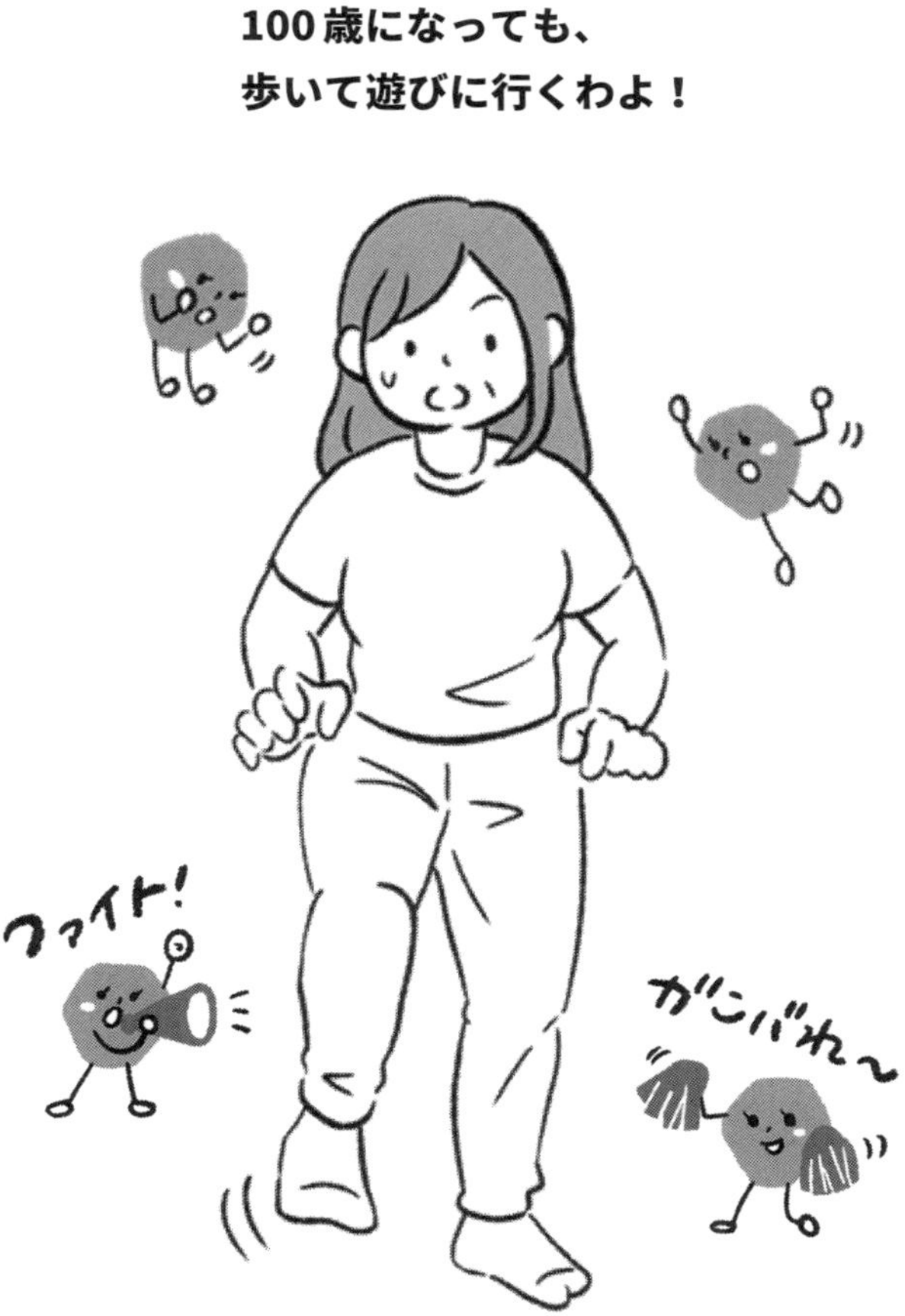
100歳になっても、
歩いて遊びに行くわよ！
ファイト！
がんばれ〜

お皿がないと、人が動くのに本来の25％以上の力が余計に必要になる。とする研究結果も出ています（※5）。

実際に、お皿が脱臼や骨折をした人は、治療が終わった後も太ももの筋力が落ちてしまうことが多いです。そのため、立ち上がるなどの動きで「力が入らない」と感じることが多々あります。

スクワットのように太ももを使う運動では、なおのこと大きな力が必要になるので、お皿が欠かせず、よく動くことがとても大切なのです。

そして、お皿がしっかり動くためには大腿四頭筋が柔らかいことが絶対条件！　筋肉が柔らかければ柔らかいほど、お皿はスムーズに動き、筋力発揮のパワーも高いのです。そのため、よく動くお皿をめざし、キープすることは、しっかりと動ける太ももをキープすることに通じます。

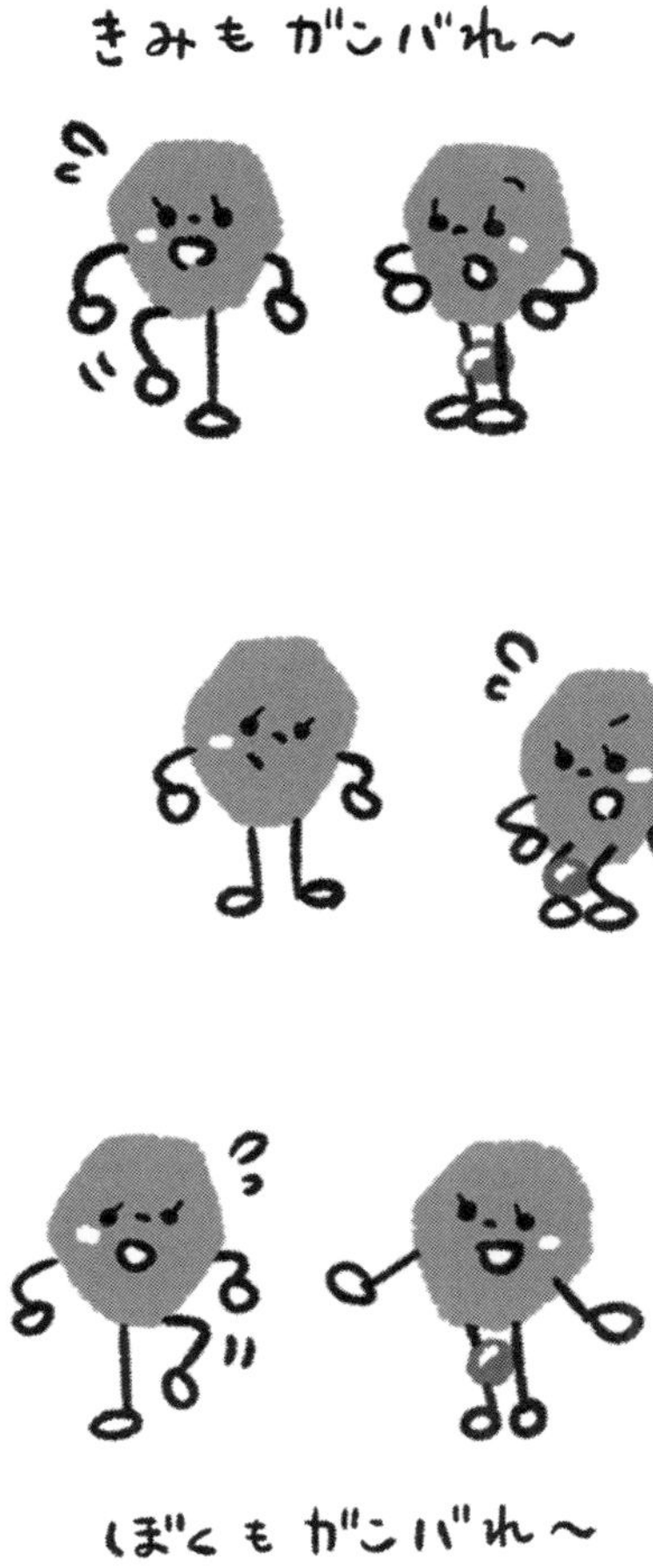
きみも ガンバれ～
ぼくも ガンバれ～

●不安定なひざの安定に、お皿がはたらく

下半身には主要な関節が3つ（股関節、ひざ関節、足関節）ありますが、その中でも、ひざ関節はとくに不安定な構造をしているので、筋肉や靭帯といった骨以外の部分でひざを安定させる必要があります。

股関節と足関節の構造は、簡単に表現すると凸凹が組み合わさっています。しかし、ひざにはそのような凸凹がありませんので不安定な構造です。そこで、骨同士がぶつからないように軟骨や半月板、脂肪体というクッション材が配置されています。

そして本書の主役であるお皿が、ひざの安定に一役買っています。

先に紹介したとおり、お皿が「大腿四頭筋」の力を脚全体に効率よく伝える役割を担っていて、ひざの構造が不安定な分、大腿四頭筋をしっかり使って機能的に安定させる、というわけです。

お皿があることで、大腿四頭筋がしっかりはたらき、太ももの骨（大腿骨）とすねの骨（脛骨）がズレるのを防ぐ「ストッパー」になります。また、お皿が上下にスムー

ズに動くことで、ひざの曲げ伸ばしが負担なく行えます。さらに、お皿が左右に動くことで、ひざにかかる負担を和らげる助けにもなっています。

不安定なひざ関節を、安定させているのはお皿！

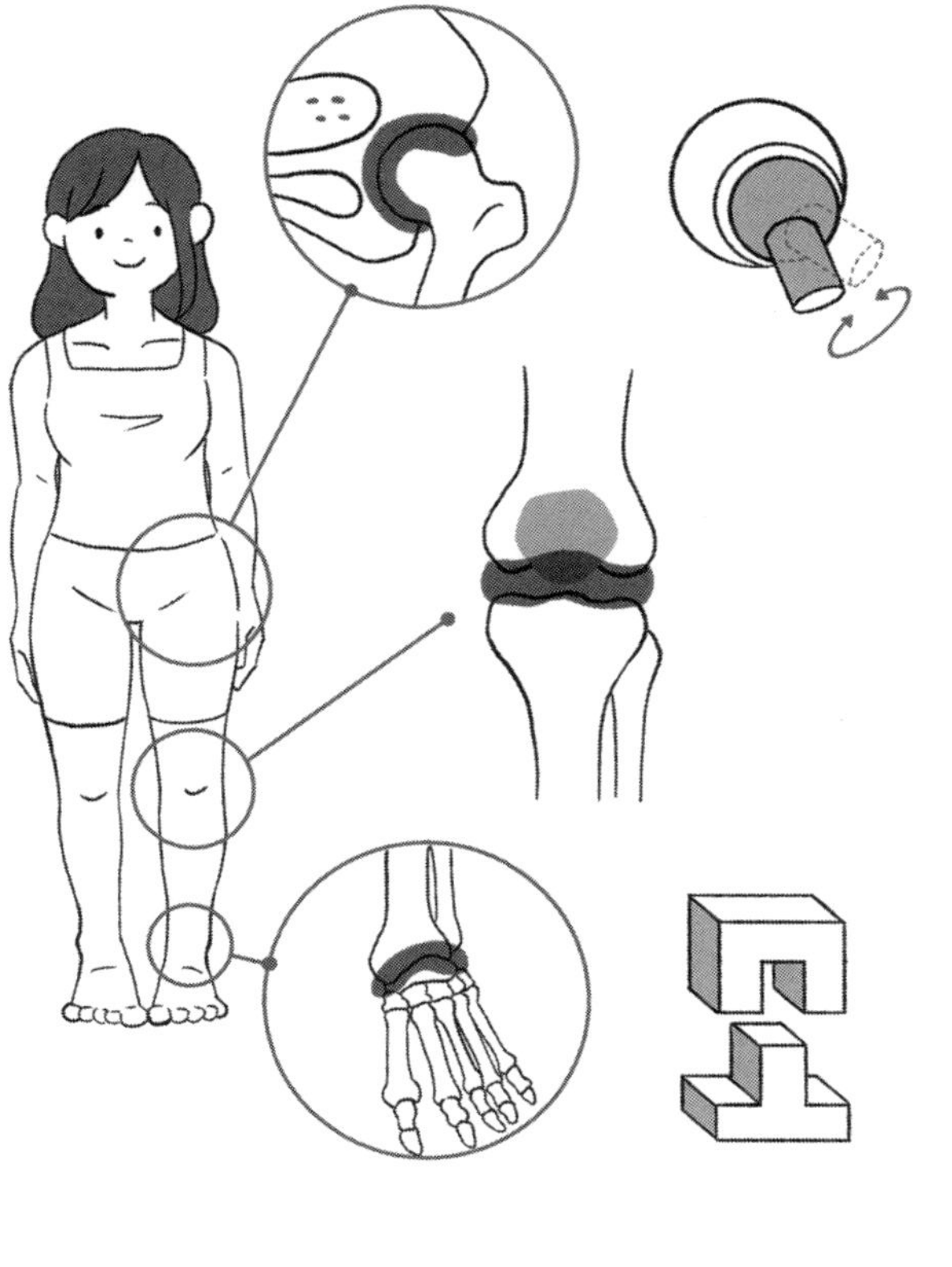

●お皿は動く！ こんなに動く！

動く、よく動く、と言っても、みなさんすぐにはお皿の動きを実感できないかもしれないので、実際にどの程度お皿が動くか、ご紹介しましょう。

ひざを伸ばした状態で太ももに力を入れると、お皿は約1～2cm上に動きます。これは比較的、観察しやすいので、ぜひ、やってみてください。そして、正座のようにひざを深く曲げると、なんと8cmほど下に移動します。普段、正座をしている人なら、知らず知らずのうちに、それほど動かしている、ということです。

正座をするとひざが突っ張るようで、長く座っていられない人は、お皿が動いていない可能性大。つまり、太ももの骨（大腿骨）の上を約10cmも動きながら、太ももの筋肉のはたらきをサポートしているのです。

さらに、ひざをしっかり伸ばした状態では、お皿は上下左右斜めと、さまざまな方向によく動きます。このようにお皿が柔軟に動くことで、ひざ関節全体のスムーズな動きを助けているのです。

いまはあまりお皿の動きが実感できない人も、お皿ケアを続けていれば、必ずお皿がよく動くようになります。

お皿の動き

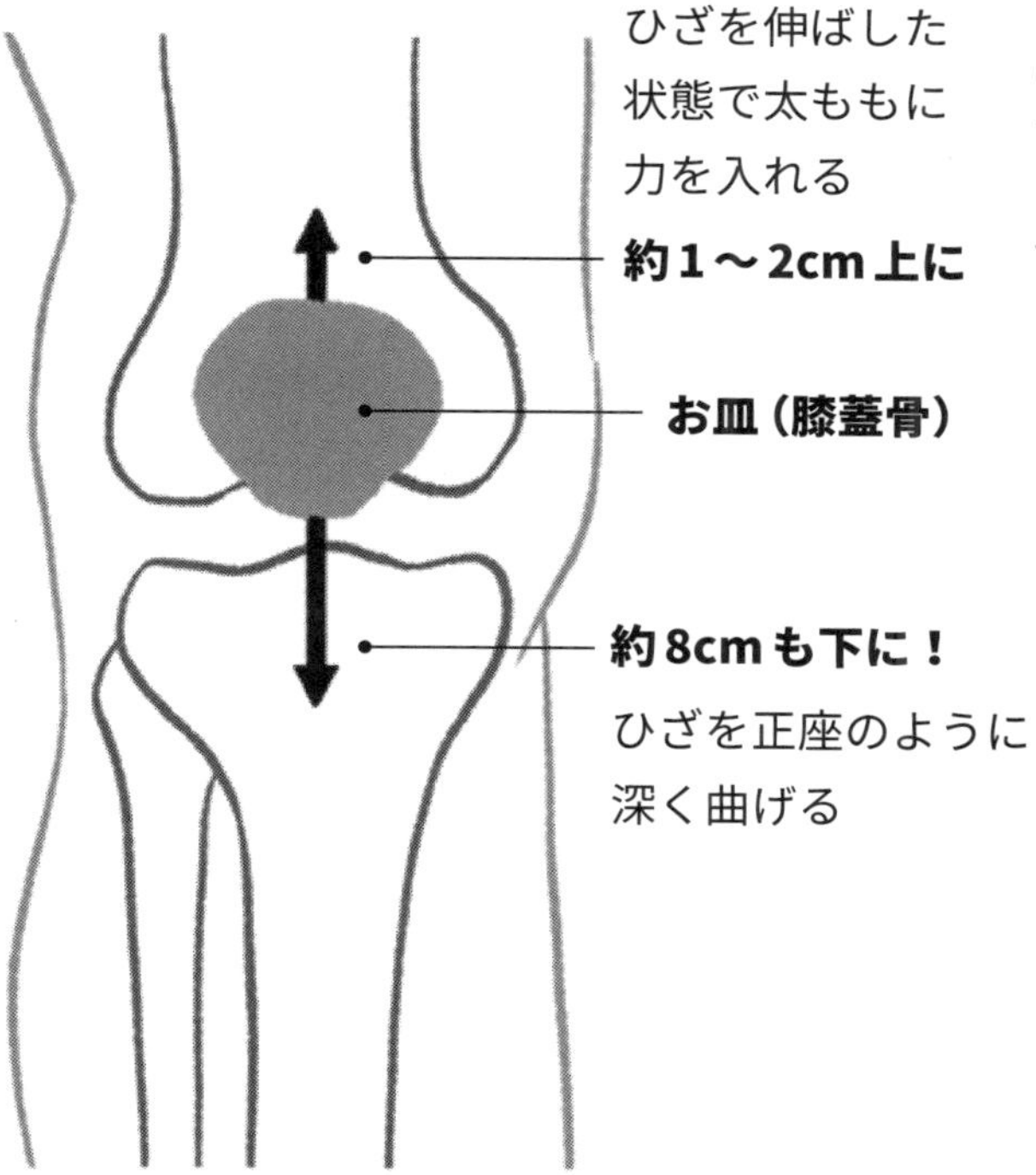

ひざを伸ばした状態で太ももに力を入れる
約1～2cm上に
お皿（膝蓋骨）
約8cmも下に！
ひざを正座のように深く曲げる

第2章

さっそく始めよう、攻めのお皿ケア

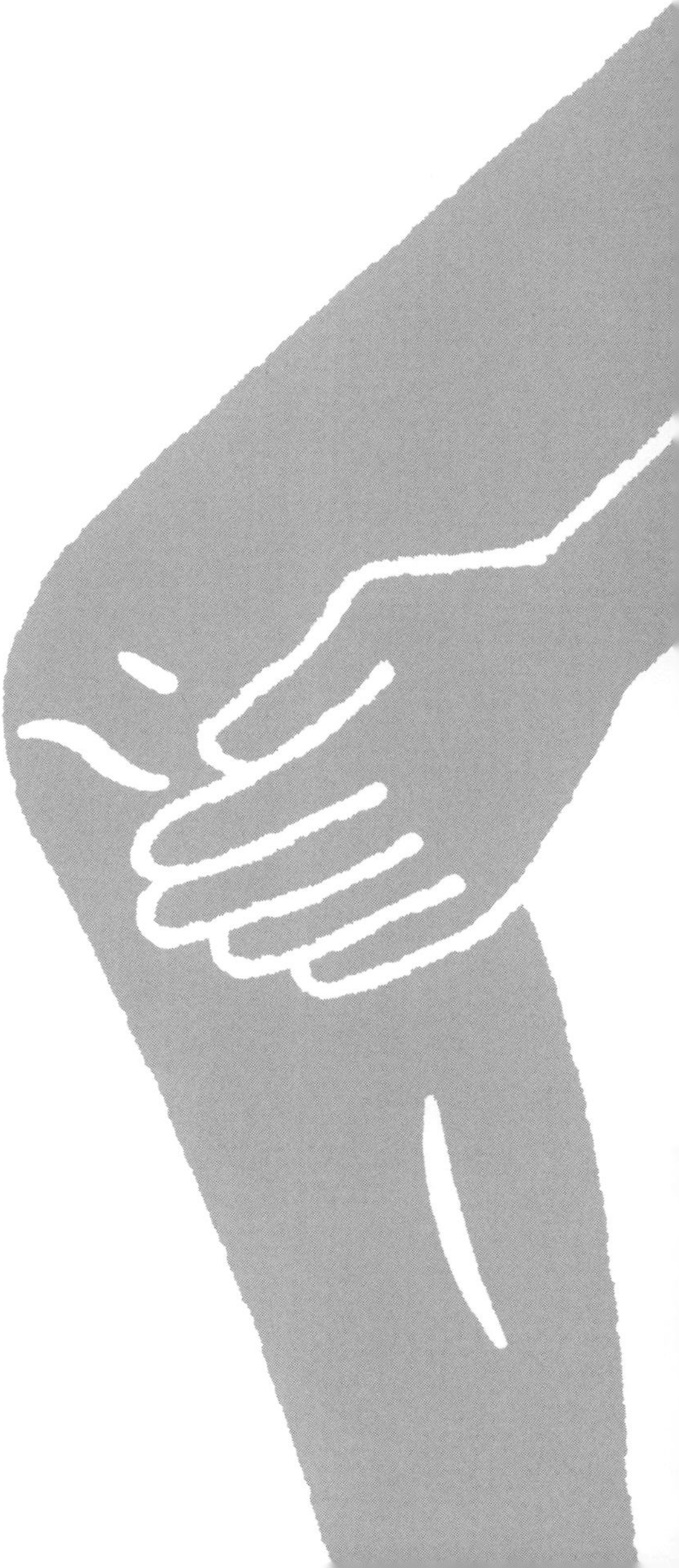

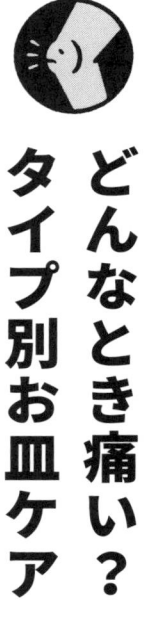

どんなとき痛い？タイプ別お皿ケア

●攻めのお皿ケアは「お皿ロック」

ひざの痛みのなかでも、ひざの前の痛みを訴える方は非常に多く、ひざの前にはたくさんの組織が存在しています。

具体的にいうと、表層には皮膚や皮下組織、滑液包といった組織があり、中層には筋や腱や靭帯が、その深層には脂肪体や滑液包といった組織があって、さらに軟骨や半月板があります。

組織の損傷まではいかないけれど、ひざの前に痛みが生じている場合、こうした組織のどこかに負担がかかった結果、痛みを感じているわけです。

なかでも、最も痛みを感じやすいのが、深層に位置する脂肪体です（38ページ）。脂肪体は本来、ひざの動きをサポートし、負担を緩和させるはたらきがあります。しかし、少しの負担でも痛みを敏感に感知しやすいという特徴もあるのです。負担や痛みが末梢神経（伏在神経など）を介して脳に伝わり、痛みを自覚させます。

そこで、脂肪体を柔らかくして負担を軽減させるケアと、痛みを感知している末梢神経周りの柔軟性を改善させるケアを行うと、痛みが改善します。それが攻めのひざ痛ケア「お皿ロック」です。

もちろん、脂肪体以外にも、表層や中層の組織が痛みを引き起こす場合もあります。このため、本書で紹介する「お皿ロック」ケア法は脂肪体のある深層だけでなく、表層・中層にも刺激を入れることができるケアプログラムにしています。そうすることで、脂肪体だけでなくさまざまな組織の柔軟性を回復することができ、その結果、より確実に痛みの改善を図ることができます！

そして「お皿ロック」では、痛みの原因となっている組織の血行を改善し、柔軟でしなやかなひざを取り戻すこともできます。ケアを続けることによって、痛みが解消するだけでなく、軽やかに動けるようになったことを感じていただけるでしょう。

スキマ時間に表層・中層・深層をそれぞれ30秒、しかも座ったままで簡単にできるので、日常生活に取り入れやすいのもメリットです！

できれば最初はケア法のQRコードから動画にアクセスしていただき、動画を真似て、お皿をさまざまな方向に動かすコツをつかんでください。

先に、ひざの曲げ伸ばしでお皿が上下に10㎝も動くと解説しました（50ページ）。ひざがしっかり伸びた状態では、お皿を上下、左右、斜めとさまざまな方向に動かすことができます。そして、本来はどの方向に動かしても問題ありません。

しかし運動不足や、脚（ひざ）にねじれが生じている場合、内視鏡で手術をした後、ひざに水がたまっている期間が長かった場合など、お皿の動きが悪化しやすい状態が続いてしまうと、痛みが増悪してきます。そうしたケースでは、急にではなく、徐々にお皿の動きを改善させるのが◎。さまざまな方向に安全に動かすコツを知ることが大切です。

ひざの3層

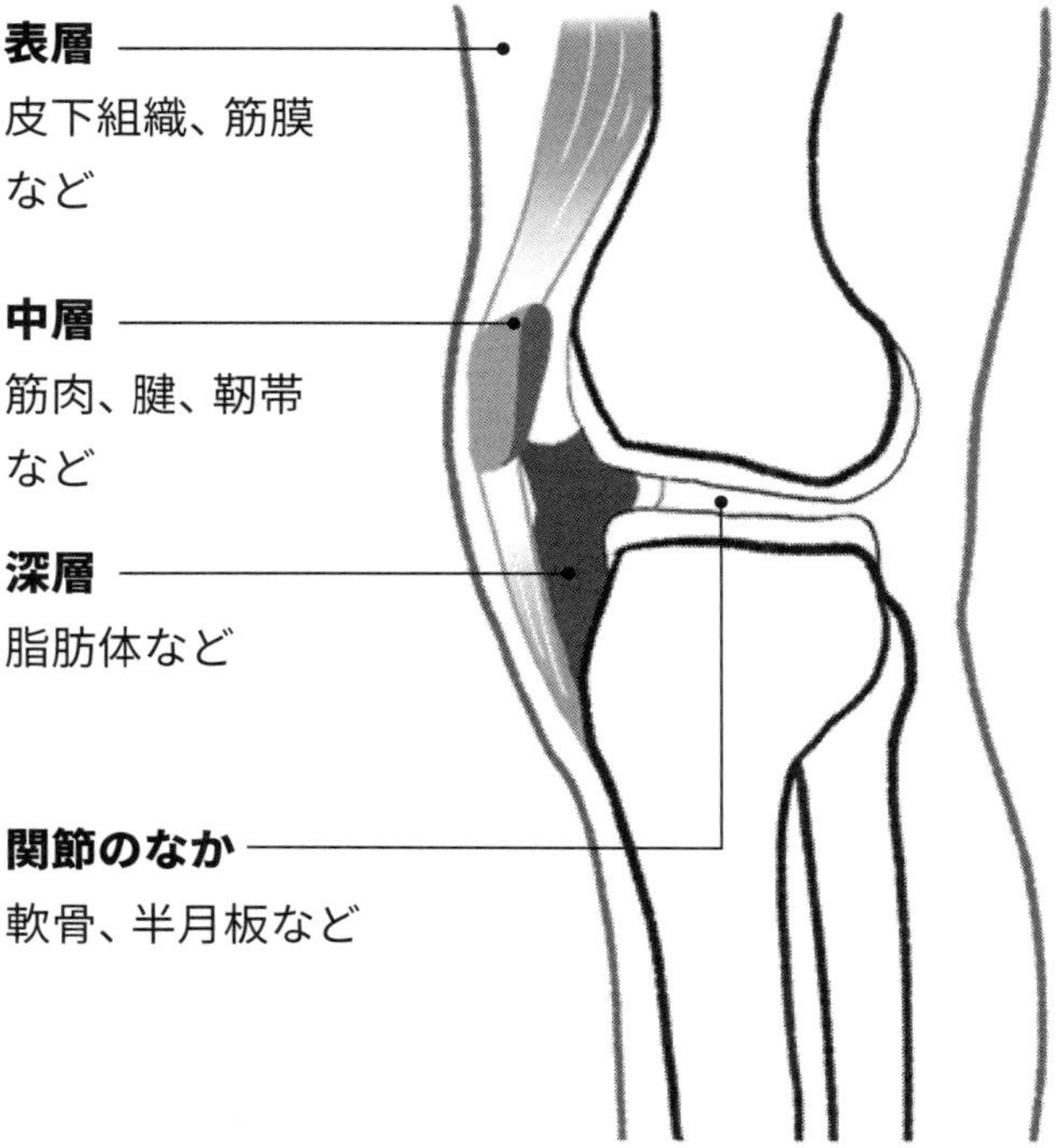

表層
皮下組織、筋膜など
中層
筋肉、腱、靭帯など
深層
脂肪体など
関節のなか
軟骨、半月板など

なお、痛みの改善が得られたらそこで終わりではなく、なぜそこに負担が生じたのかを考えてみることが大切で、それが再発を防ぎます。

多くの場合「ねじれ」が要因です。ねじれについて詳しい解説は前著「ひざのねじれをとれば、ひざ痛は治る」でしていますので、そちらもぜひ参考にしてください。

●「痛み」にまつわる豆知識

ケア法のご紹介の前に、ケアの専門家たちが「痛み」をどうとらえているかをご紹介しておきましょう。これは痛みと上手に付き合うために必要な豆知識です。

先ほど、ひざの周りには、皮下組織や筋膜などの表層組織、筋肉や腱（すじ）などの中層組織、脂肪体などの深層組織といった多くの組織が存在すると述べました。これらの組織に負担がかかると、お皿の動きが固くなり、痛みを引き起こします。

医療の場では、こうした痛みを現在、３つに大別して考えます（※6）。

具体的にいうと、①組織が損傷したことで起こる痛み、②脳で過敏に感じてしまう痛み、③脳と組織をつなぐ神経に負担がかかることで起こる痛み、この3つに大別するのです。

そして、これらは1人の人に「複合的に生じる」と考えます。

たとえば、ある人の痛みは、①の組織が損傷による痛みが10％、②の脳の過敏さによる痛みが20％、さらに③の神経への負担による痛みが70％、というように複合的にあると考えられるのです。

①から③の痛みへの関与度（割合）は時間の経過とともに変化します。ひざが腫れだした時期には、組織の損傷による痛みが80％ということもありますが、腫れがひいて数週間が経過しても痛みが残っている場合は、損傷した組織は回復している可能性が高いため、損傷による痛みは20％程度に軽減していることがほとんどです。

このように痛みの原因を特定し、それに基づいた治療を行っていくことが重要で、私はいつもこうした考えで施術を行っています。

画像上、ひざの変形や、半月板の損傷などが確認できたとしても、実際の痛みの原因としての関与度は10％程度で、残り90％は筋肉（中層）や脂肪体（深層）が硬くなることで生じている。そのようなケースは少なくないので、みなさんも痛みは複合的なものと考えるのが現実的です。

24ページでご紹介したとおり、組織が損傷し、炎症を伴えば、ケアよりも安静が基本です。しかし、28ページの炎症所見がなければ、まずは「お皿ロック」を行い、各層の組織を柔軟にして負担を軽減させていきましょう。そうすれば痛みが改善してくることがほとんどです。

同時に生じる３つの痛み

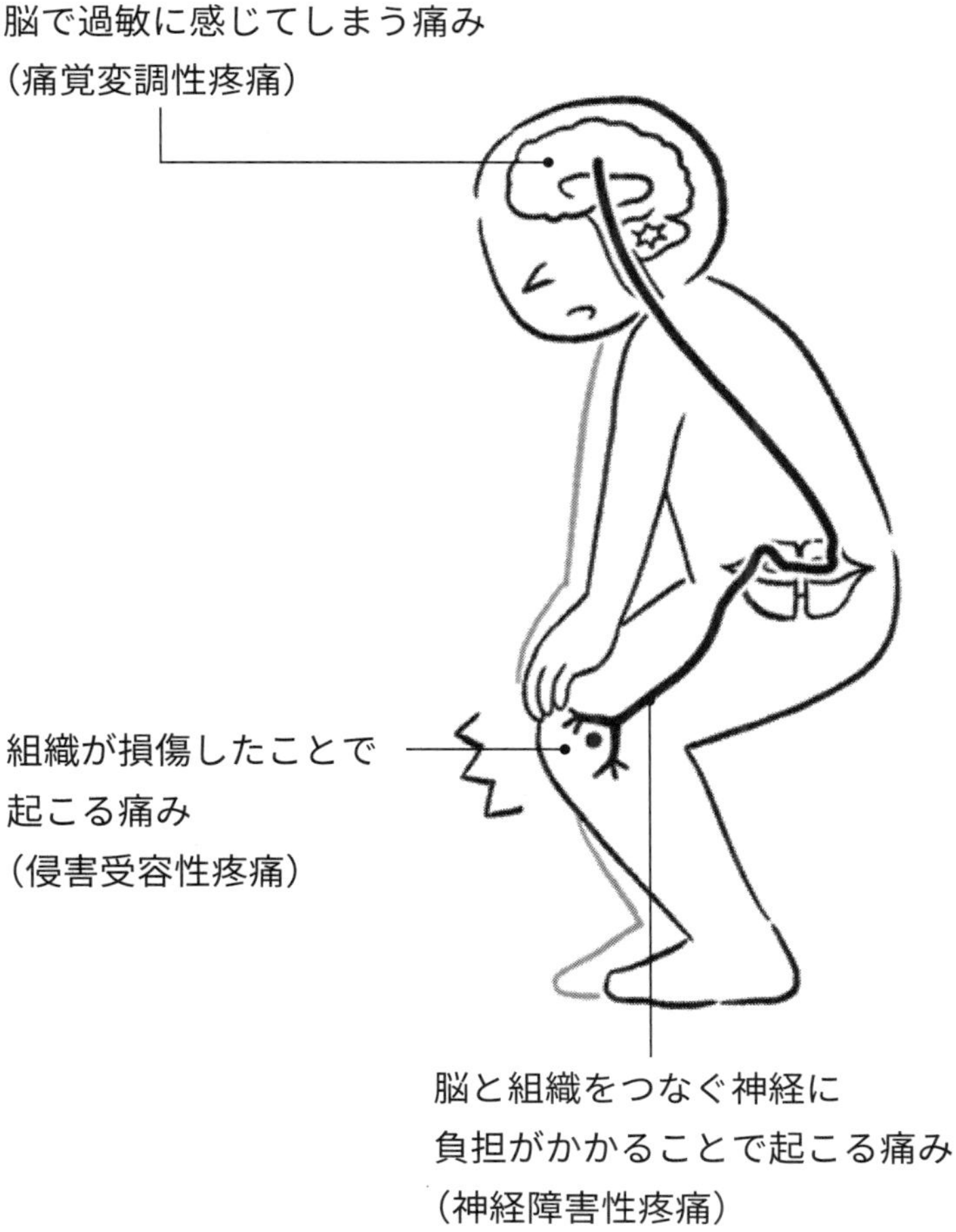
脳で過敏に感じてしまう痛み
（痛覚変調性疼痛）
組織が損傷したことで
起こる痛み
（侵害受容性疼痛）
脳と組織をつなぐ神経に
負担がかかることで起こる痛み
（神経障害性疼痛）

●痛みのタイプ別お皿ケア

ひざをしっかり伸ばそうとすると痛い人向けのお皿ロックケア（伸ばしロック）

ひざを伸ばすときに痛みが生じる人は、まず、痛いほうと、痛くないほうのひざを同じように伸ばせるか、しなり具合をチェックしましょう。

多くの場合、痛むほうのひざは伸びにくくなっていると思います。左右差がない状態が理想で、片方のひざは伸びが悪いという場合、お皿に負担がかかっている状態であると理解しておきましょう。

伸ばしロック（表層・中層・深層）を実施した後に、ひざがしっかりと伸びるようになると、痛みも改善しやすくなりますので、次の順でケアにトライしてみましょう。

ケアをしていて、自分がどの層のケアで痛みが最も改善するかがわかれば、その層のケアのみ行うだけでもかまいません。

▼ひざの伸び・しなり具合チェック

お皿ロックケアの
前後にチェックすると
効果のほどが
確認できる！

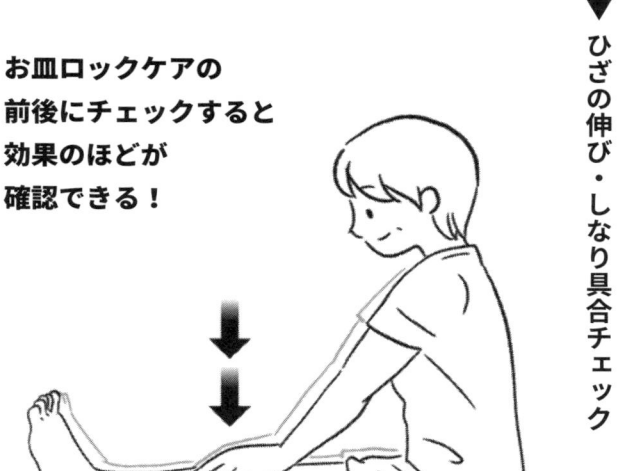

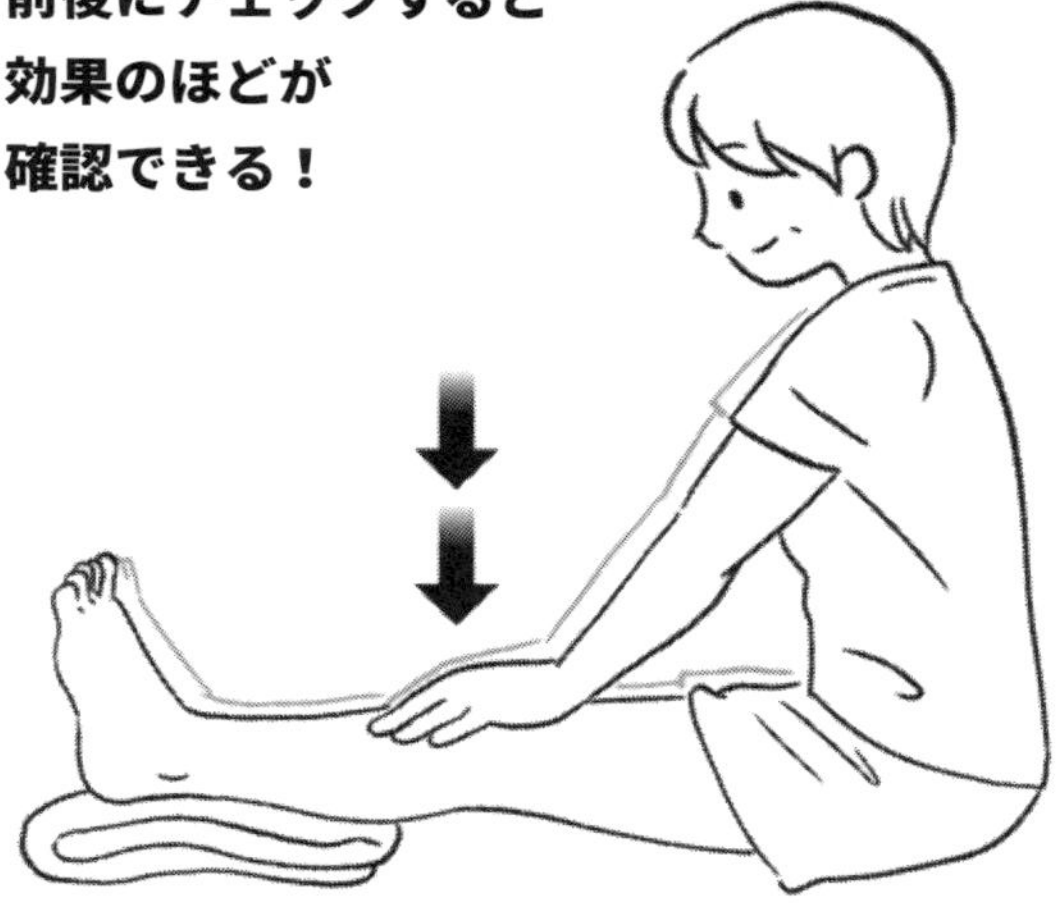

足を伸ばして座り、５㎝程度の高さ（折ったタオル、など）に足を乗せる。ひざを上から軽く抑え、しなり具合や左右差を確認する。

※ひざの裏が床に着けばしなりあり。
　つかないほうがあれば、しなりが悪化し、
　左右差がある。

ケアを始めるときの姿勢（各層共通）

痛いほうのひざを伸ばして
ソファーやベッド、床に座る

腰がつらくない姿勢で座る。
骨盤をなるべく立てると
GOOD ！

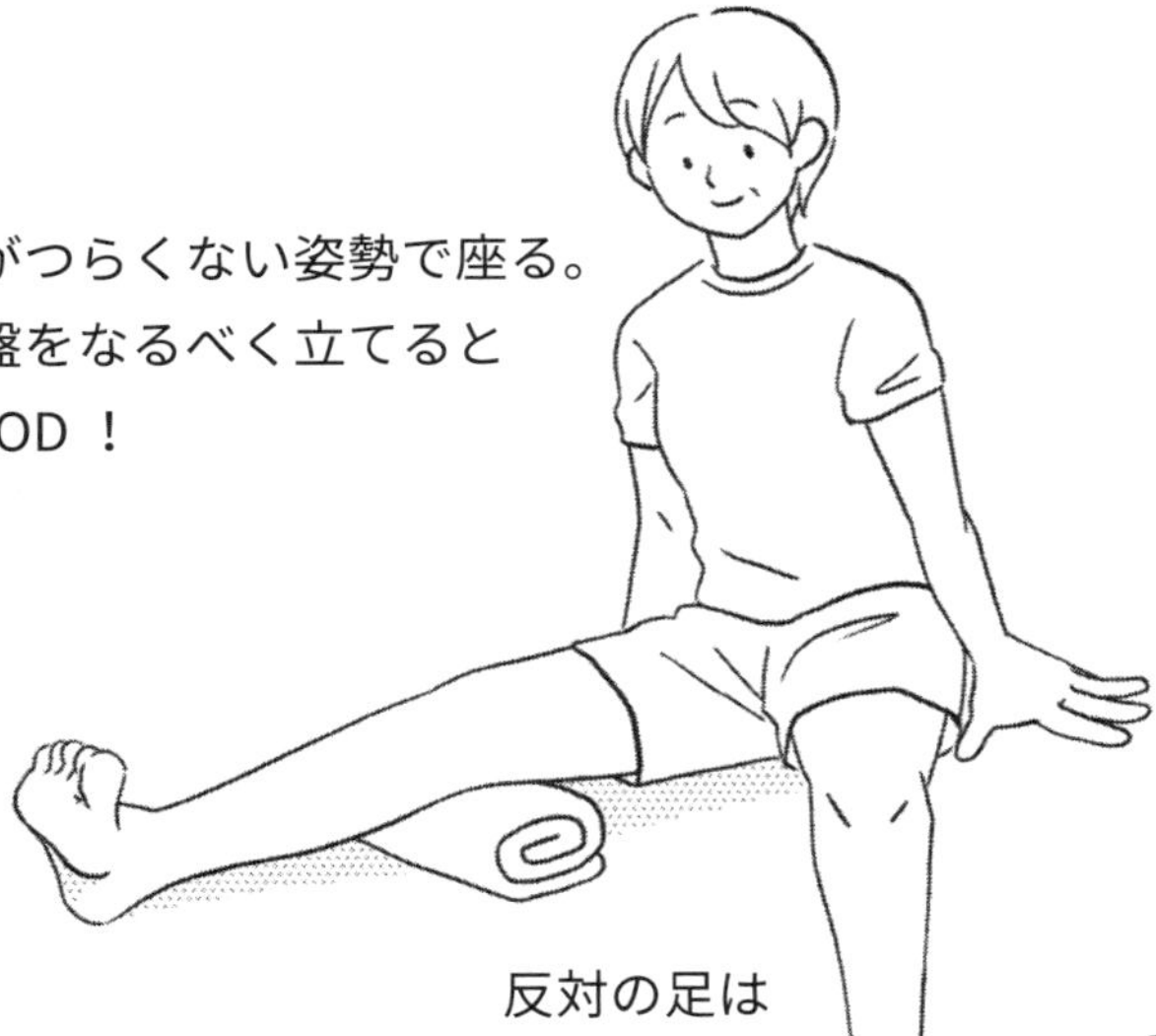

反対の足は
崩してOK

動画で
CHECK!
▼

※最初はひざの裏にタオルを入れるとケアしやすい。

※可能であれば「3」はスネをやや内側に向けて行うとねじれの改善にもつながって◎。

TARGET ▶表層
表層組織に刺激を入れる

1

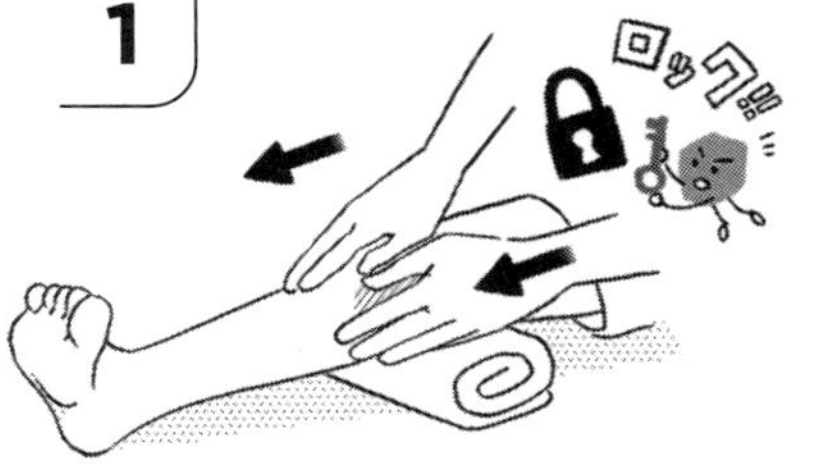

一方の手をひざの痛い場所に触れ、もう一方の手はお皿に触れ、皮膚を下（つま先方向）にずらし、皮膚が動かない状態に固定（ロック）する。

2

ロックしたまま、痛みのない範囲でひざに力を入れ、ひざを伸ばす。

※大腿四頭筋が働き、
　お皿が上（股関節方向）に動く。

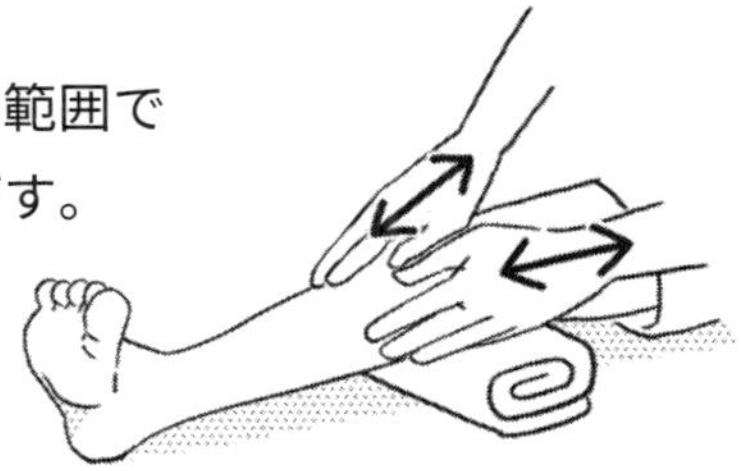

3

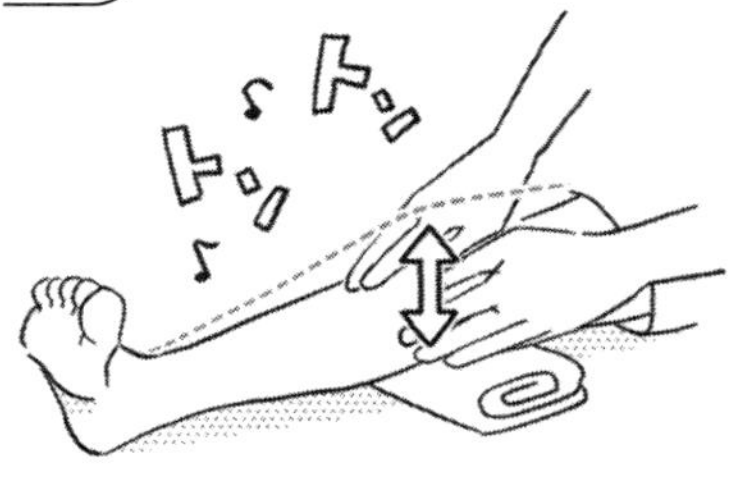

ロックしたまま、痛みのない範囲で曲げ伸ばしをリズミカルに30秒、繰り返す。

TARGET ▶ 中層
中層組織に刺激を入れる

1

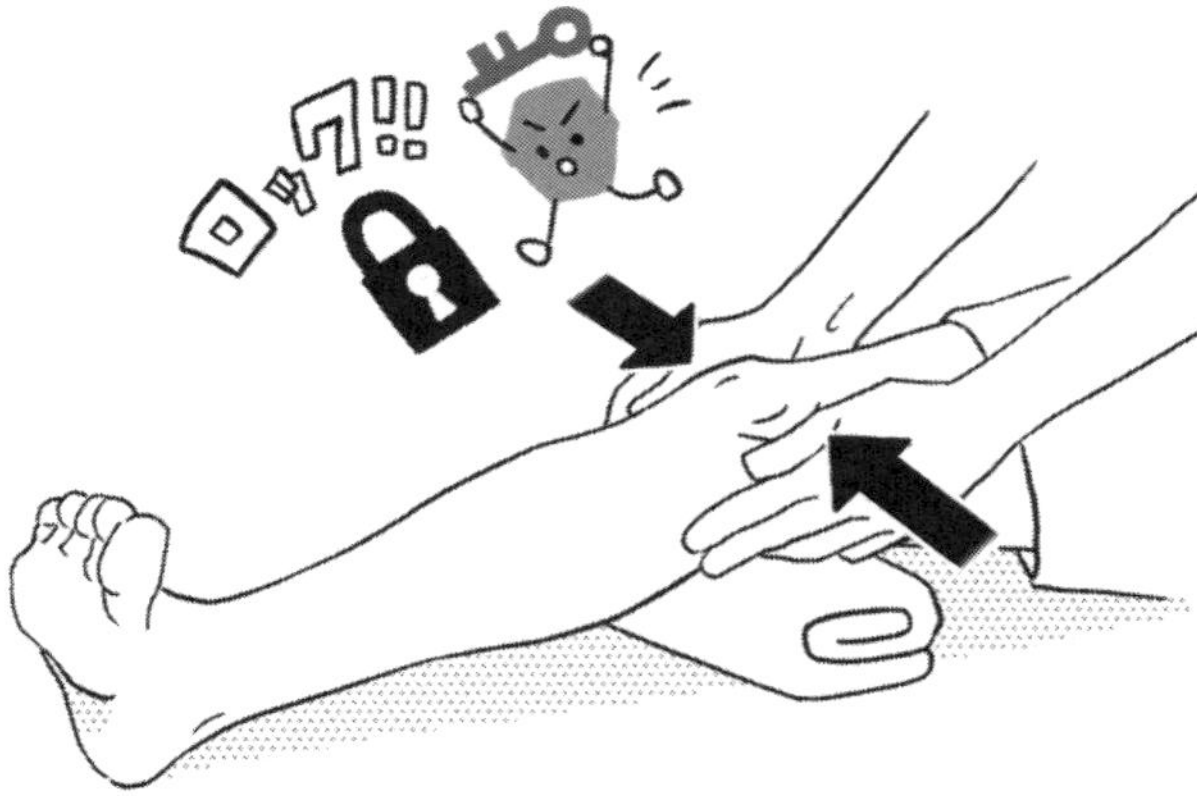

お皿を包むように、横から両方の手を当てる。
母指球と小指球で太ももを捉え、
指先はスネの横をはさむ。両手でひざを
挟むように圧迫したまま、お皿上の皮膚に
シワを寄せながら上に動かし、
固定（ロック）する（表層よりも
少し圧を強める、中層組織を刺激）。

2 ロックしたまま、痛みのない範囲で
ひざに力を入れ、ひざを伸ばす。

※大腿四頭筋が働き、お皿が上（股関節方向）に動く。
お皿に皮膚のシワを寄せたまま
刺激を入れるのがポイント！

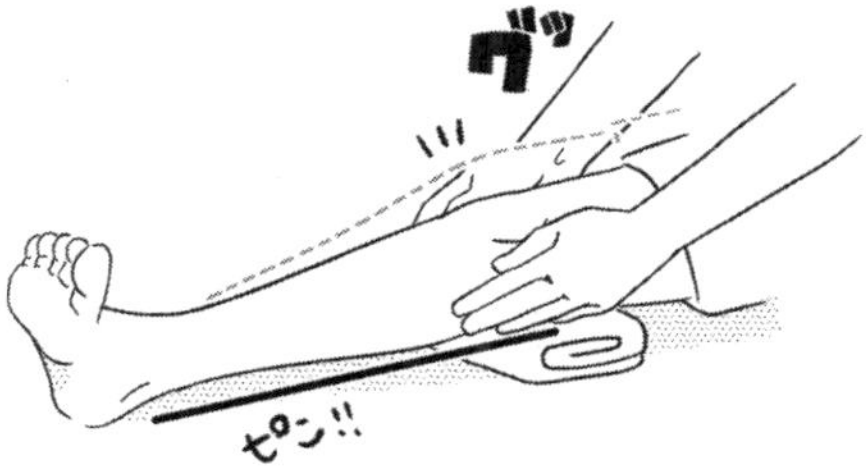

3 ロックしたまま、痛みのない範囲で
曲げ伸ばしをリズミカルに30秒、
繰り返す。

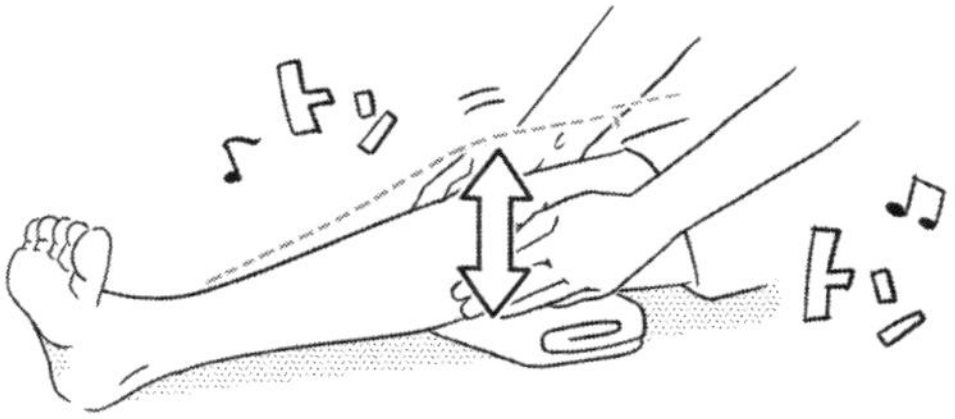

TARGET ▶深層
深層組織に刺激を入れる

1

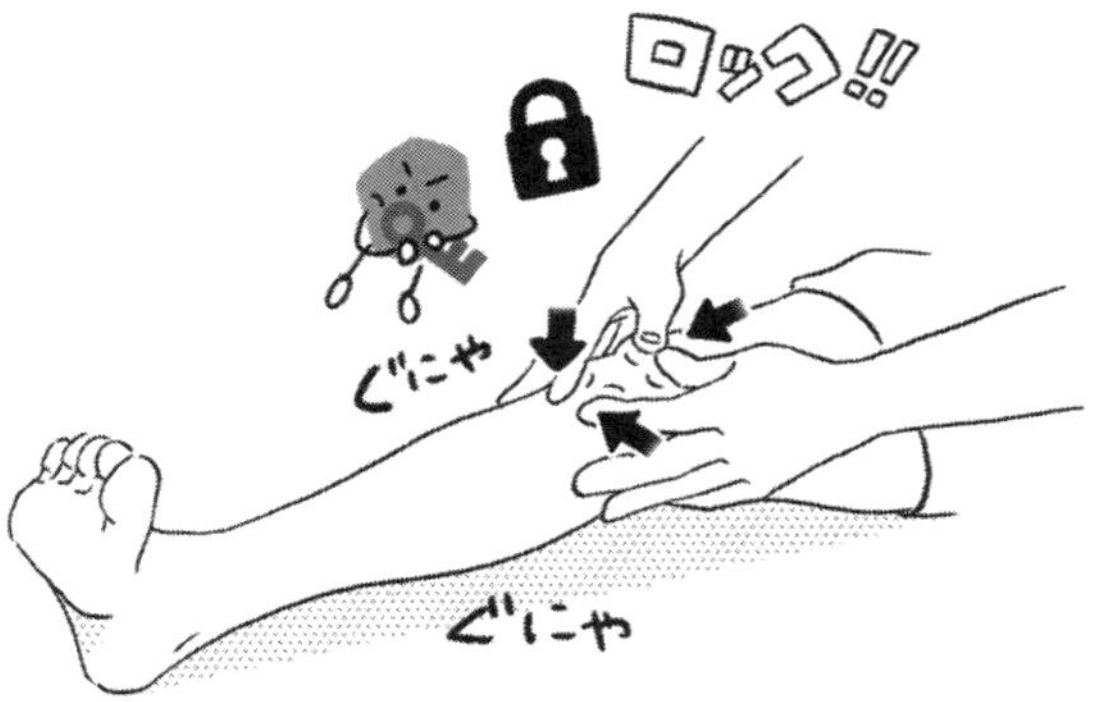

両方の親指でお皿を下げる。
両方の人差し指を深層の膝蓋下脂肪体に入れ込んで、刺激を入れる。

2

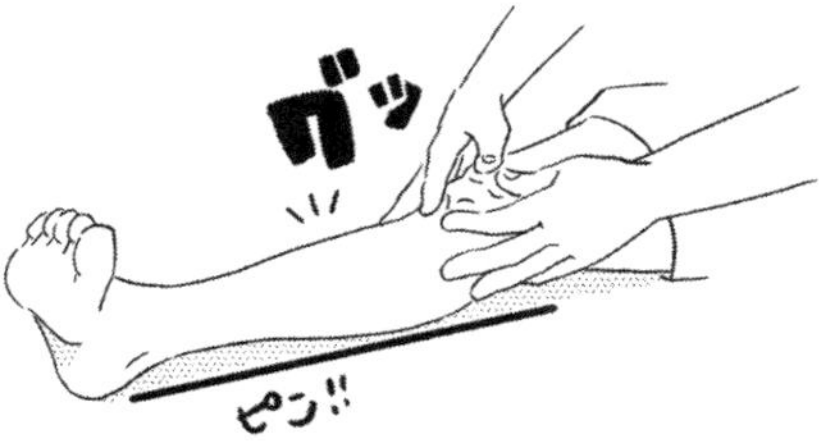

人差し指で脂肪体が横に動く状態を確認できたら、指を入れ込んだまま痛みのない範囲でひざを伸ばす力を入れる。

※大腿四頭筋が働き、お皿が上（股関節方向）に動く。親指でお皿の動きを感じつつ、人差し指の脂肪体の柔軟性の変化を感じるのがポイント！

3

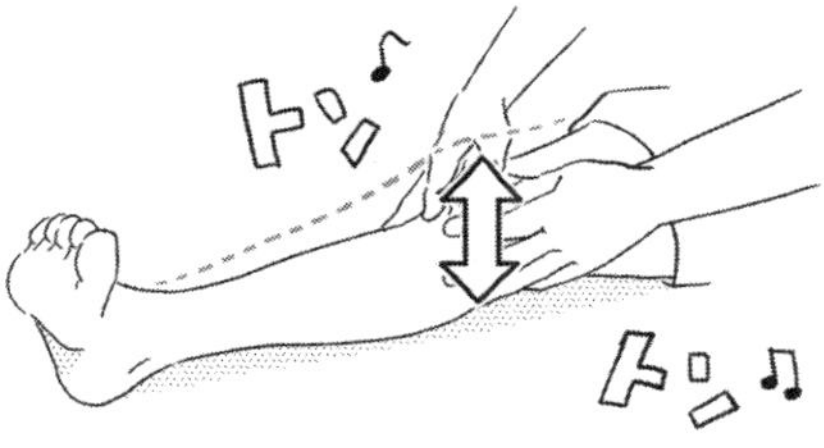

ロックしたまま、痛みのない範囲で曲げ伸ばしをリズミカルに30秒、繰り返す。

正座、しゃがみ込みなど曲げると痛い人向けのお皿ロックケア（曲げロック）

ひざを曲げるときに痛みが生じる人は、まず、痛いほうと、痛くないほうのひざを同じように曲げられるか、チェックしましょう。

かかととお尻の距離をチェックし、ケアをして改善していくかを確認します。

あまり知られていませんが、正座やしゃがみ込みなどひざを深く曲げた状態でも、お皿はある程度余裕をもって動いています。つまり、お皿の動きが悪くなれば、余裕をもった動きができないため、曲げにくくなるのです。曲げロック（表層・中層・深層）によってお皿の動きを取り戻していきましょう。

ケアをしていて、自分がどの層のケアで痛みが最も改善するかがわかれば、その層のケアのみ行うだけでもかまいません。

ケアを始めるときの姿勢（各層共通）

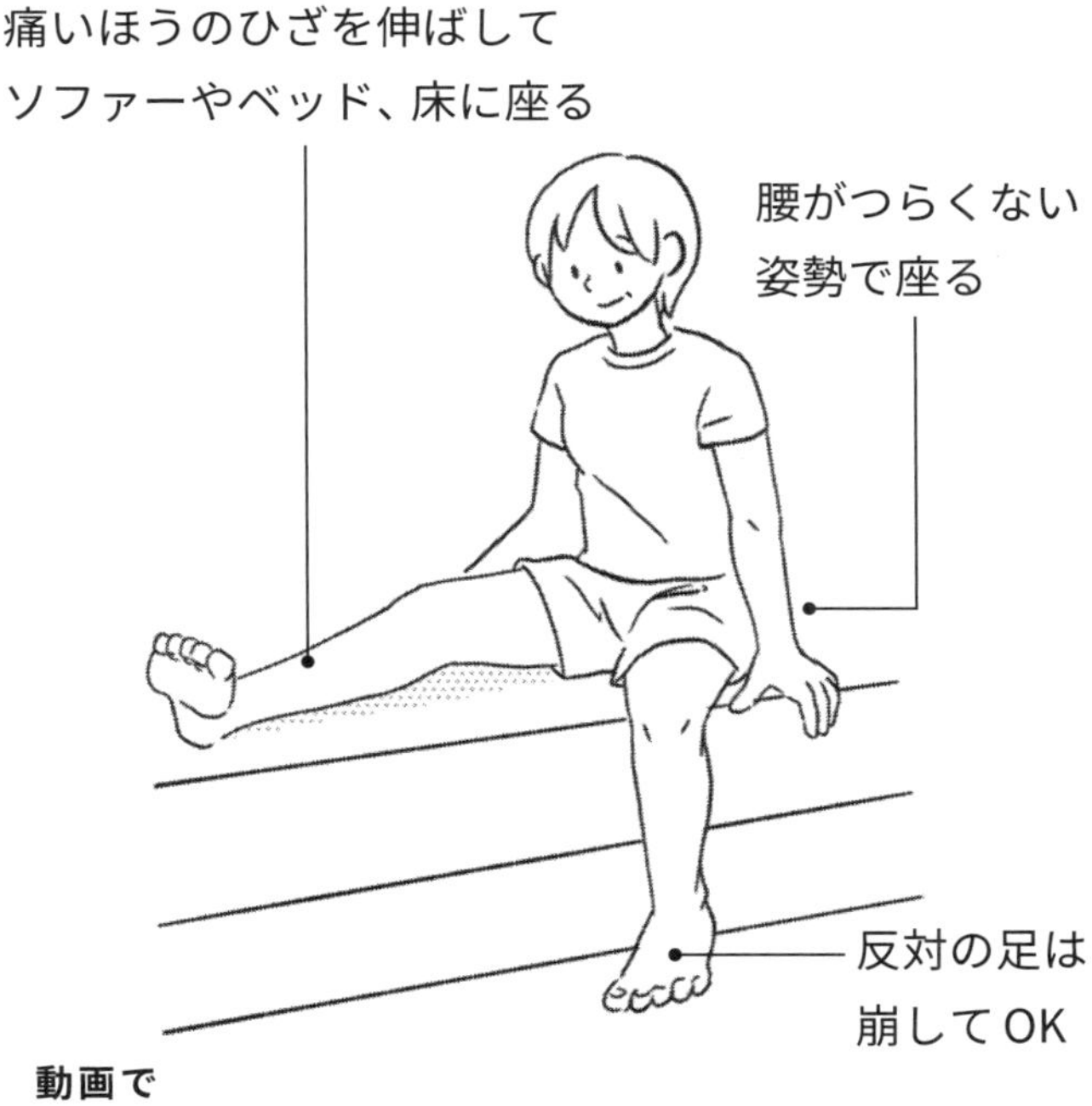
痛いほうのひざを伸ばして
ソファーやベッド、床に座る
腰がつらくない
姿勢で座る
反対の足は
崩してOK

動画で
CHECK!
▼

※曲げ伸ばしをする際、かかとをつけて
スライドするように行うのがポイント。

※可能であれば 2 や 3 は
スネをやや内側に向けて行うと
ねじれの改善にもつながって◎。

TARGET ▶表層
表層組織に刺激を入れる

1 一方の手をひざの痛い場所に触れ、もう一方の手はお皿に触れ、皮膚を上（股関節方向）にずらし、皮膚が動かない状態に固定（ロック）する。

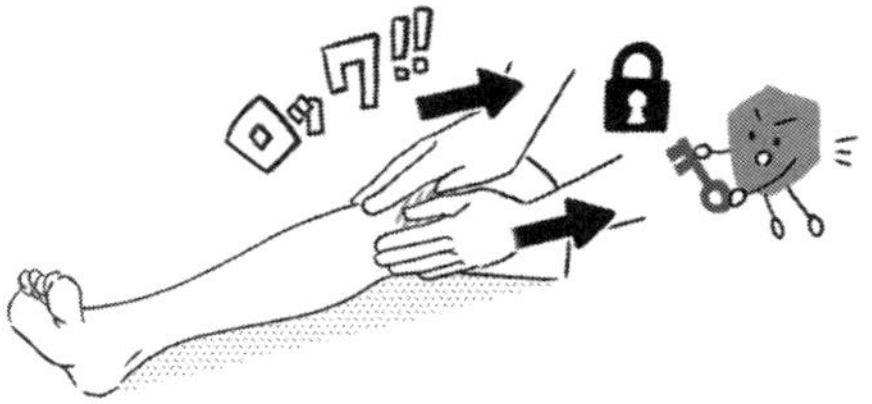

2 ロックしたまま、痛みのない範囲でひざを曲げる。

※大腿四頭筋が働き、お皿が下（つま先方向）に動く。

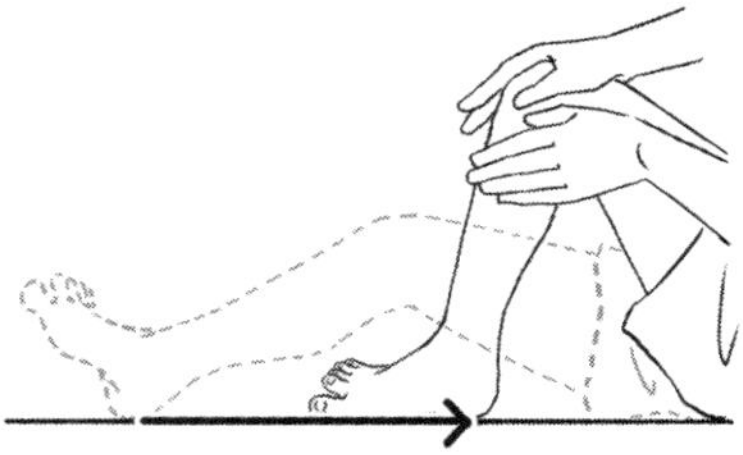

3 ロックしたまま、痛みのない範囲で曲げ伸ばしをリズミカルに30秒、繰り返す。

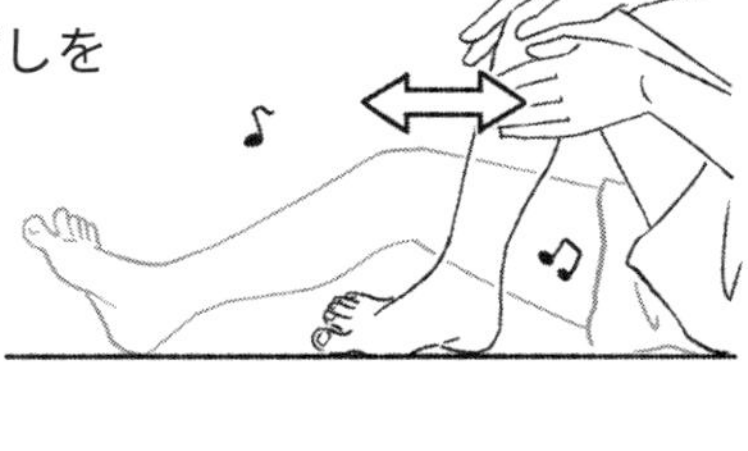

TARGET ▶中層
中層組織に刺激を入れる

1 お皿を包むように、横から両方の手を当てる。母指球と小指球で太ももを捉え、指先はスネの横をはさむ。両手でひざを挟むように圧迫したまま、お皿上の皮膚にシワを寄せて固定（ロック）する。

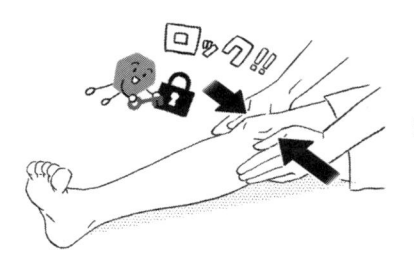

※表層のケア（72ページ）よりも圧をやや強めるのがポイント！

2 ロックしたまま、ひざを曲げ、お皿がつま先方向に動くのを感じたら、痛みのない範囲でリズムよく曲げ伸ばし、30秒繰り返す。

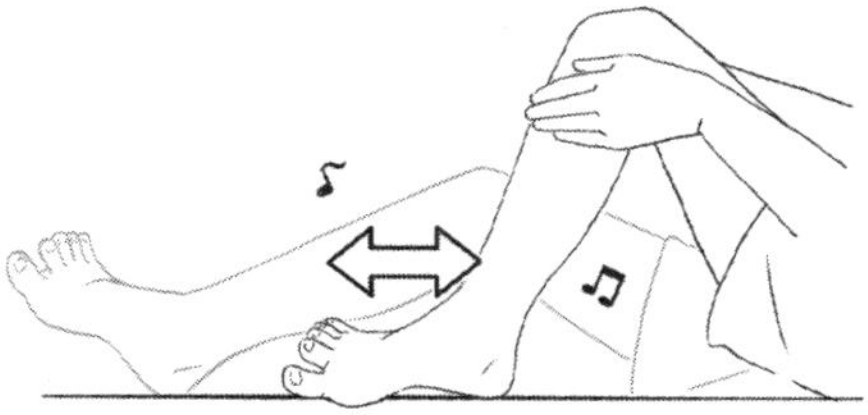

TARGET ▶深層
深層組織に刺激を入れる

1 痛みがでないで曲げられるギリギリの角度まで曲げたら、足底をしっかりとつけて固定する。

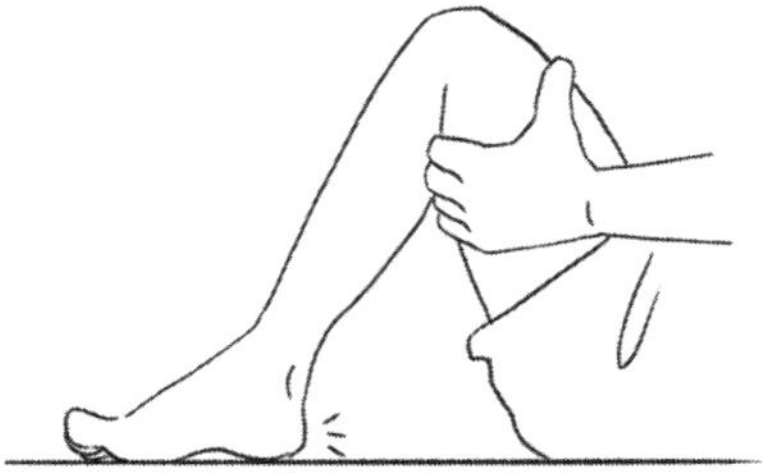

2

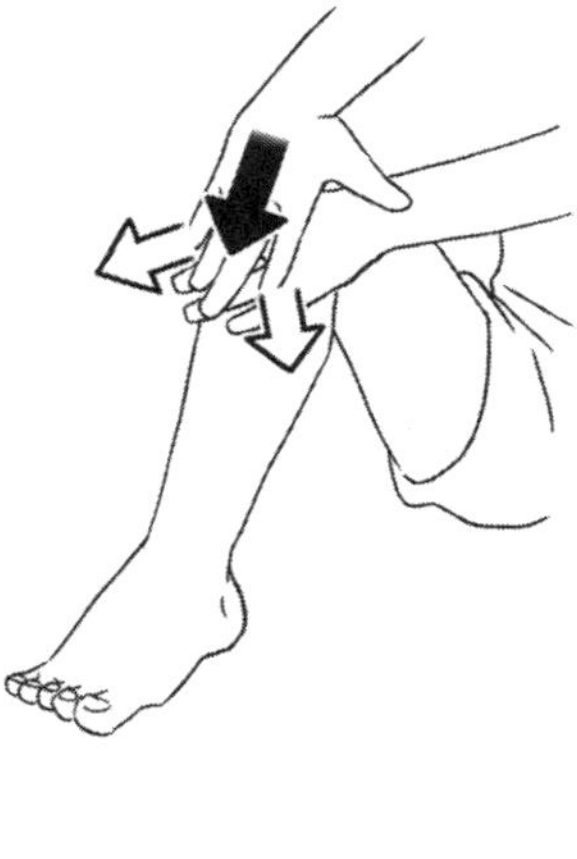

両方の手を重ねてお皿に当てる。そのまま手でお皿を下へ10回押し込んだら、斜め下（外）へ10回押し込み、最後に斜め下（内）へ10回押し込む。

※お皿の上にある皮膚ではなく、お皿をしっかりと下、斜め下（外・内）へと押し込み、お皿の動きを柔軟にするのがポイント。

3 実施後、1 よりやや深く曲げても、痛みがなく曲がれば、さらにその角度で 2 を繰り返す。

※脚を深く曲げながら、両手でお皿を押し込むことで、
お皿の動きに余裕が生まれる。

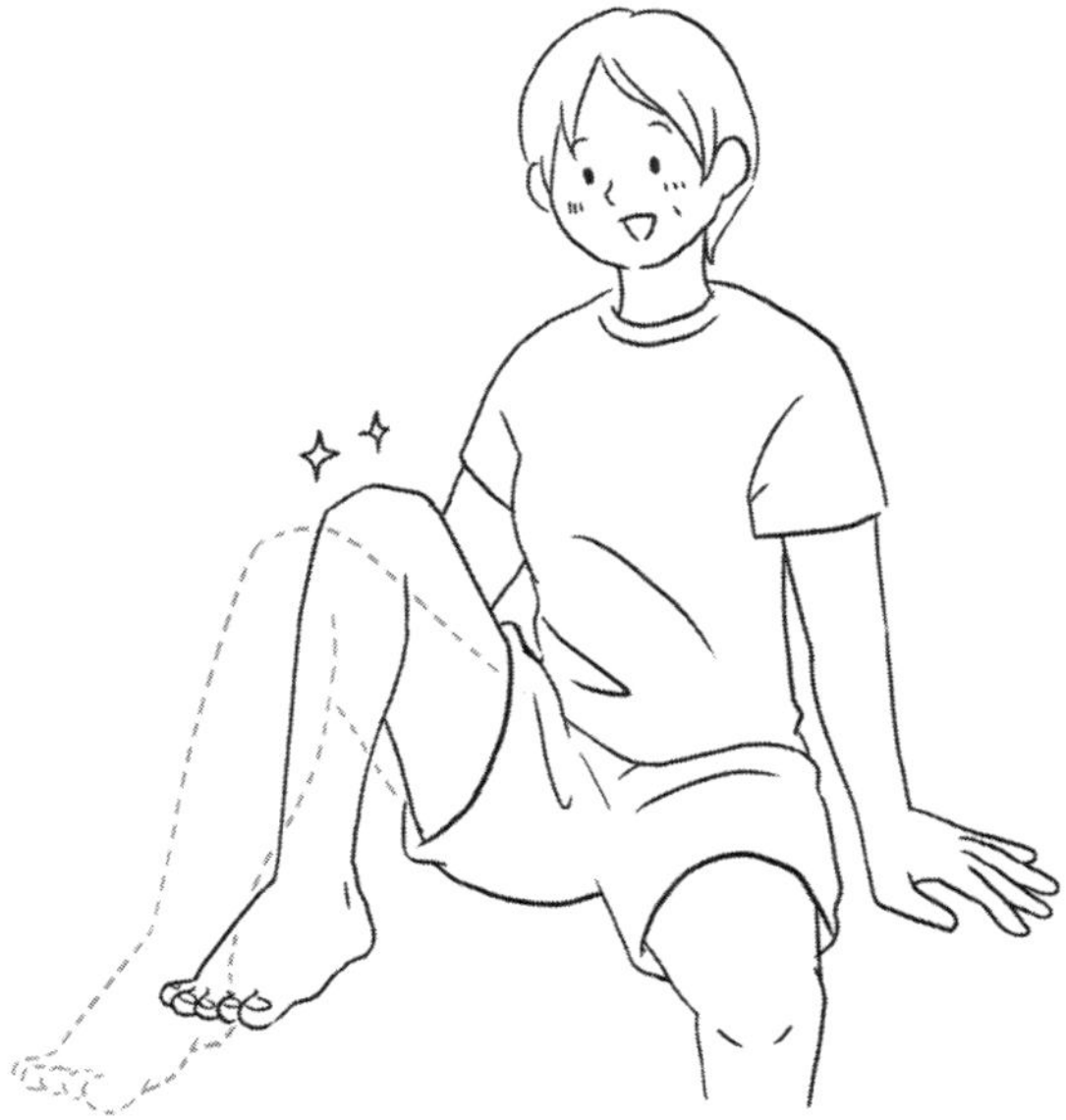

歩くとだんだん痛い、階段が痛い人向けのお皿ロックケア

ひざの曲げ伸ばしはできるし、左右差もない。けれど歩く距離が延びてくると痛みを感じる、もしくは階段の上り下りで痛みがある場合、体の使い方で生じたねじれの負担がかかっていることが多いです。

ねじれを助長させない、もしくは改善させる筋肉は大腿四頭筋の1つ「内側広筋《ないそくこうきん》」という太ももの内側の筋肉です。

この筋肉をはたらかせつつ、周辺の組織の柔軟性を高めるお皿ロック（表層・中層・深層）を行い、痛みが改善していくかを見ていきましょう。ケアをしていて、自分がどの層のケアで痛みが最も改善するかがわかれば、その層のケアのみ行うだけでもかまいません。

大腿四頭筋（右足）

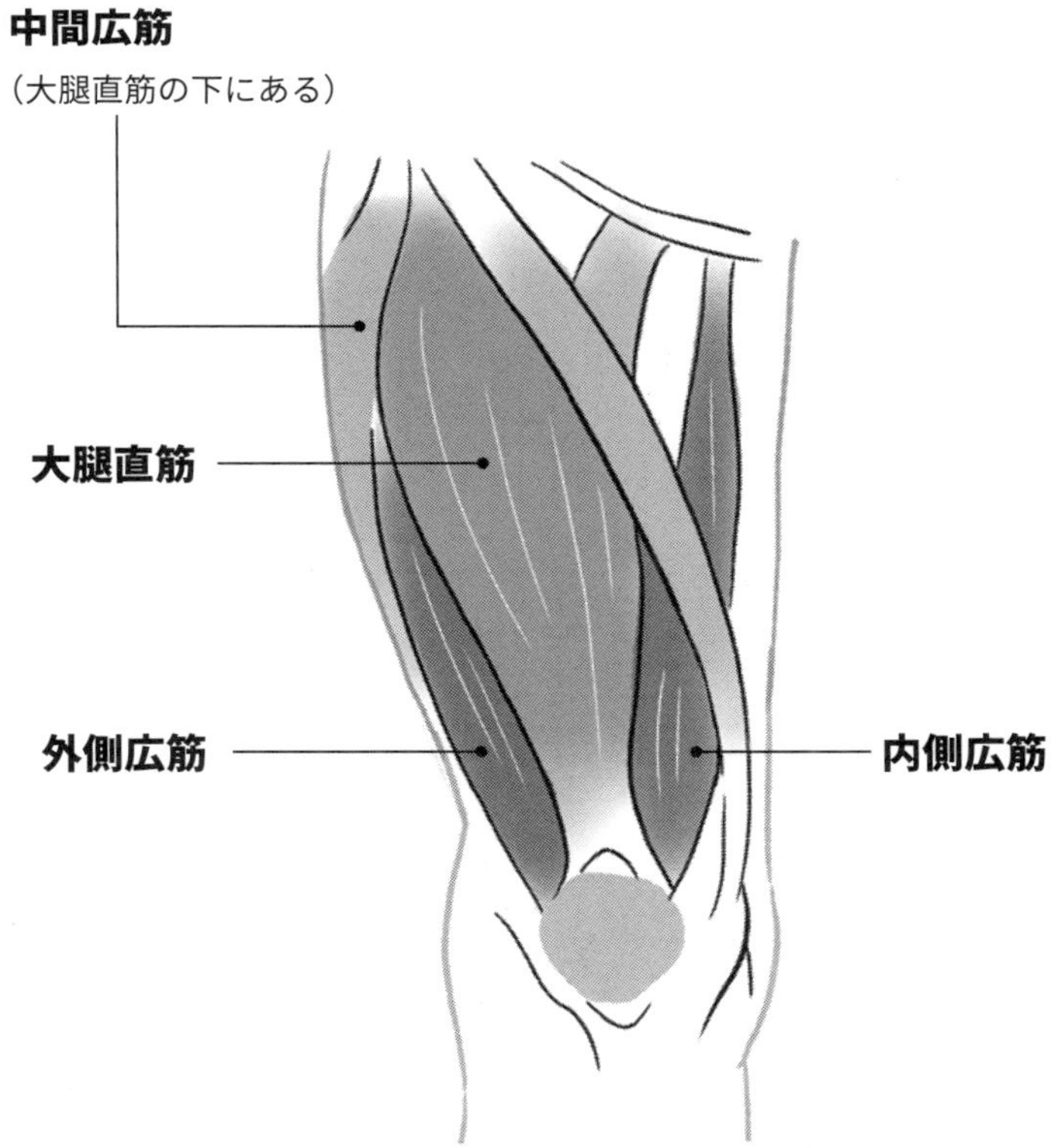
中間広筋
（大腿直筋の下にある）
大腿直筋
外側広筋
内側広筋

ケアを始めるときの姿勢（各層共通）

椅子に座る

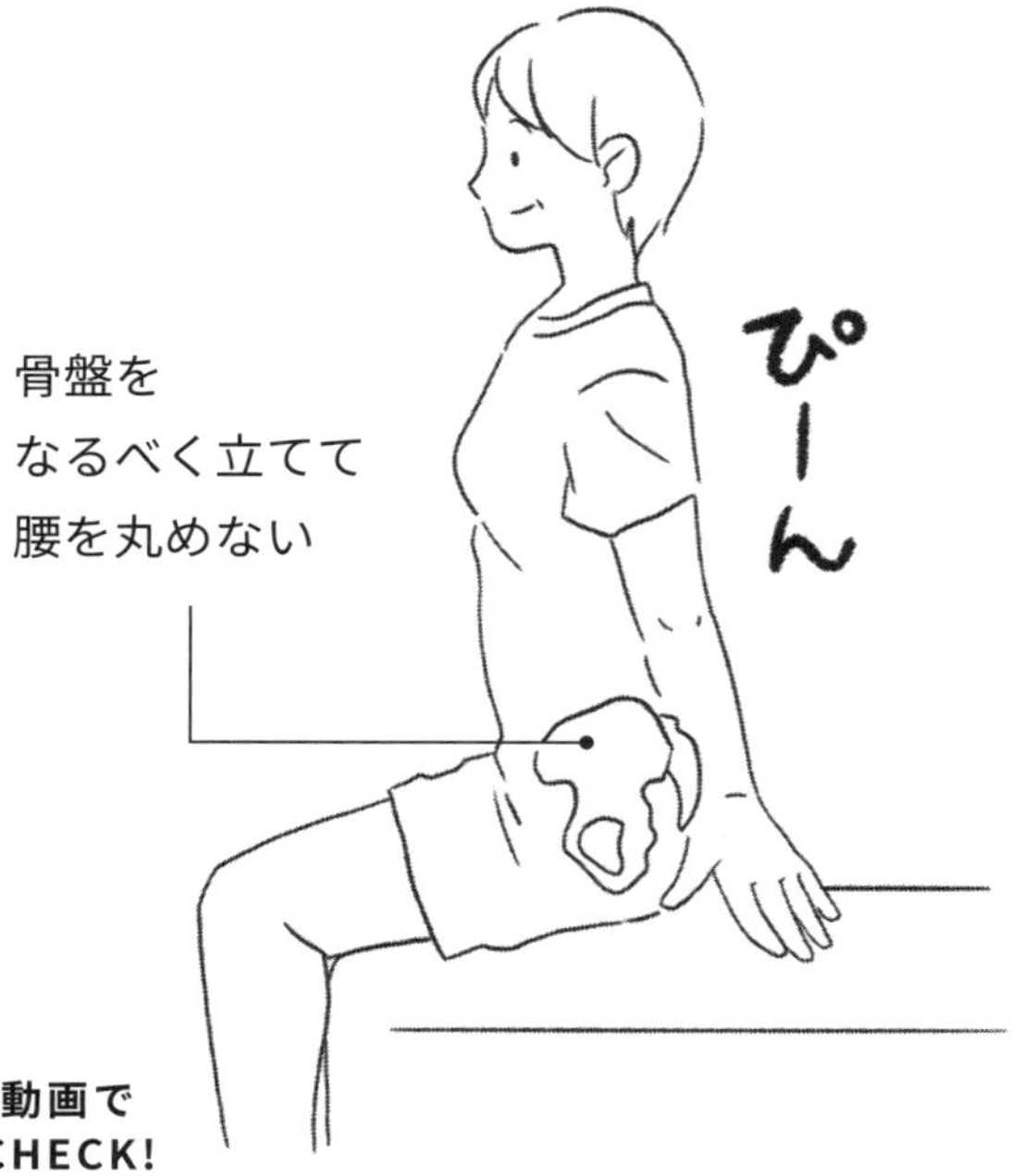

動画でCHECK!
▼

※可能であれば最後のケア（2または3）はスネをやや内側に向けて行うとねじれの改善にもつながって◎。

TARGET ▶ 表層
表層組織に刺激を入れる

1

片方の手を太ももの内側（真横）に手を当て、皮膚をつかむ。
もう片方の手はお皿に当て、皮膚をつかむ。

※ポイントは点でつかむのではなく、面（広い面積）でつかむこと。

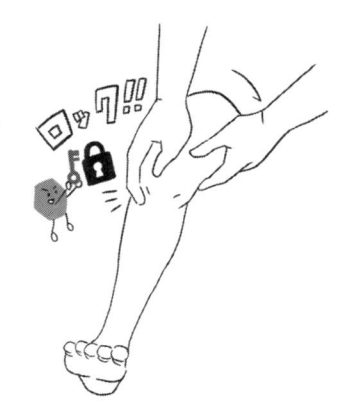

2 皮膚をつかんだまま、痛みのない範囲でひざの曲げ伸ばしをリズミカルに30秒、繰り返す。

※曲げたときにかかとが床に着いてリズムが止まったり、伸ばしたときにひざが伸びきらなかったりしないように注意！

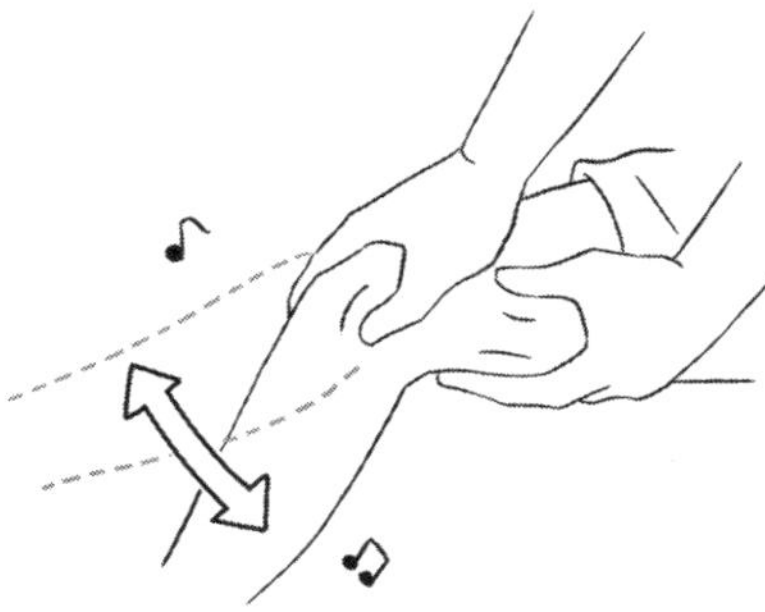

TARGET ▶中層
中層組織に刺激を入れる

1

内側広筋を素早く
ほぐすように指先で
小刻みに10秒
マッサージする。

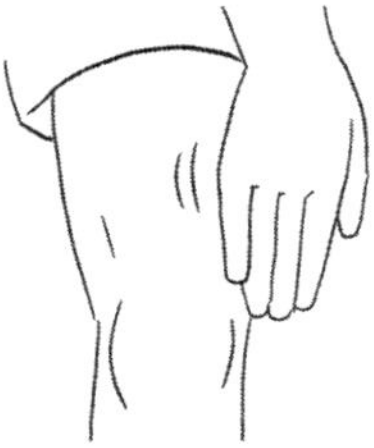

2

手で太ももの前と
内側（少し後ろ）から
内側広筋を挟むように
圧迫する。

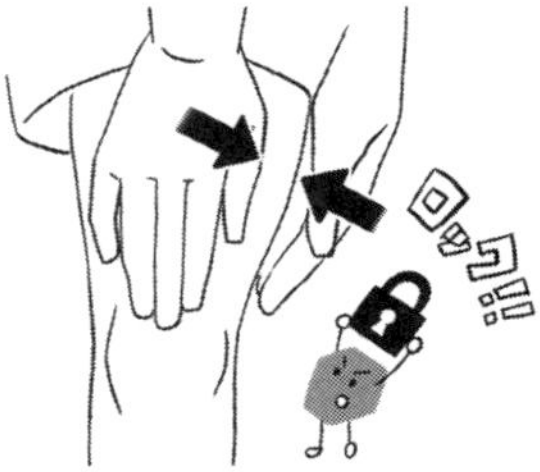

3

圧迫したら、ひざを
しっかりと伸ばして
内側広筋に力を3秒間
入れ、ひざを曲げて
力を抜く。
これを10回繰り返す。

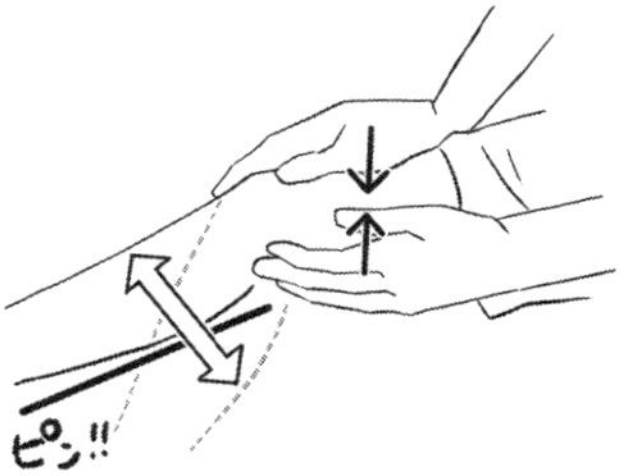

TARGET ▶深層
深層組織に刺激を入れる

1

両手の親指でお皿を下げる。両方の人差し指で深層の膝蓋下脂肪体に指を入れ込み、刺激を入れる。

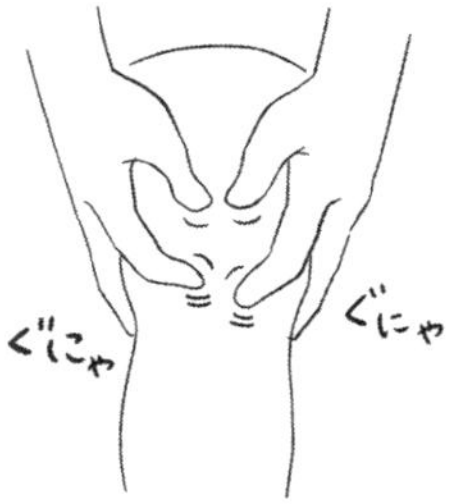

2

人差し指で脂肪体が横に動く状態を確認できたら、指を入れ込んだままひざを最後まで伸ばす。

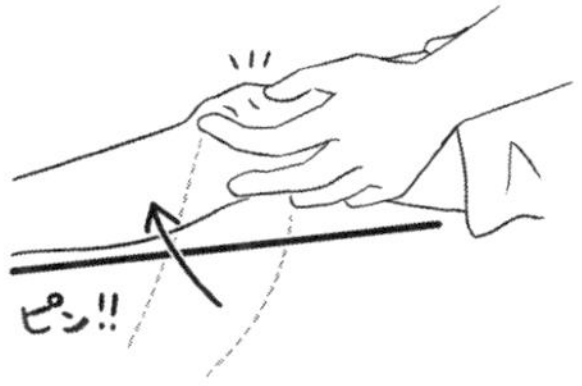

3

親指でお皿が上に動くのを感じつつ、人差し指の脂肪体が固くなるのを確認したら、脱力するように曲げる。これをゆっくり10回繰り返す。

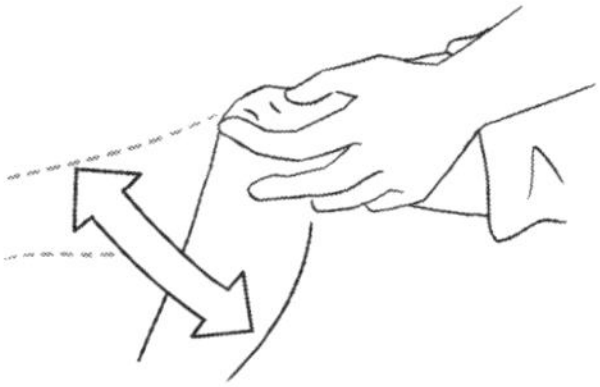

座り続けた後、車を降りるときに痛い人向けのお皿ロックケア

立ち上がる瞬間など、動き始めで痛みを感じ、動いてしまうと痛みが軽くなる場合、組織の血行不良が問題になっていることが多いです。

体を動かし、全身の血行がよくなると痛みが改善するわけですが、動かし続けて疲れると、また血行が悪くなり、また痛みが出現するといった特徴があります。

この場合、血行を改善させるお皿ロックケア（表層・中層・深層）を行います。ケアをしていて、自分がどの層のケアで痛みが最も改善するかがわかれば、その層のケアのみ行うだけでもかまいません。

ケアを始めるときの姿勢（表層・中層共通）

椅子に座る

足が投げ出せる
ソファーでもOK
背もたれがあると
よりGOOD！

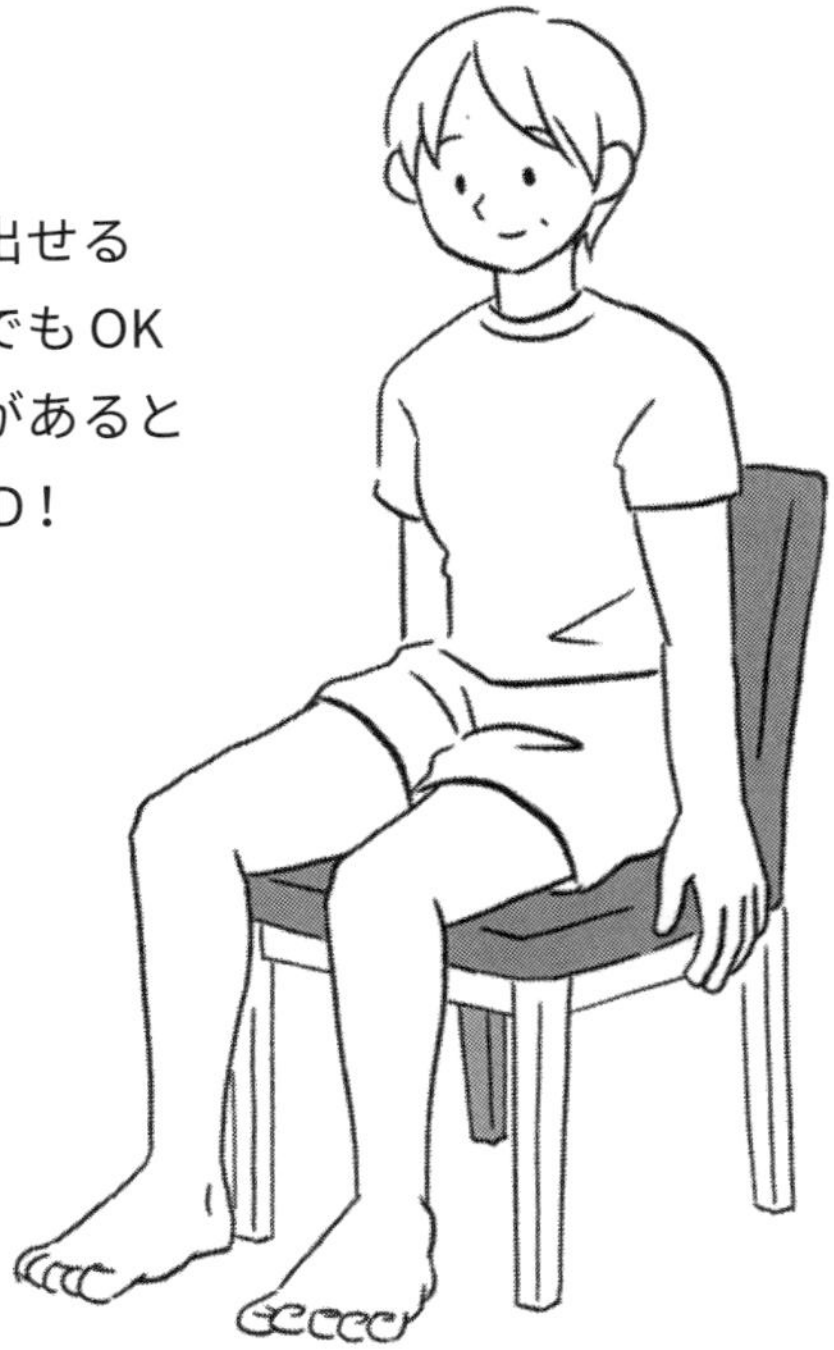

動画で
CHECK!
▼

※力まずに優しく行うために脱力できるようにする。

※可能であれば「2」はスネをやや内側に向けて行うとねじれの改善にもつながって◎。

TARGET ▶表層
表層組織に刺激を入れる

1

片方の手を痛む場所に当て、
もう片方の手はお皿に触れ、
皮膚を上（股関節方向）に
ズラし、皮膚が動かない
状態に固定（ロック）する。

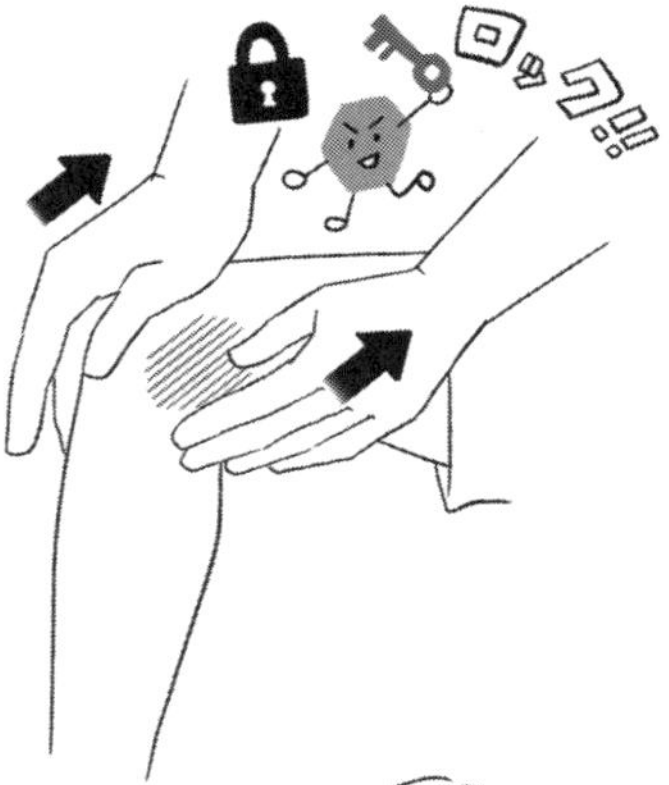

2

ロックしたまま、
ひざを深い角度で曲げ、
深い角度のまま
曲げ伸ばしを
リズミカルに30秒行う。

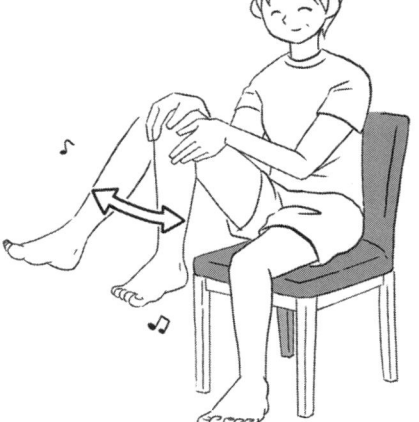

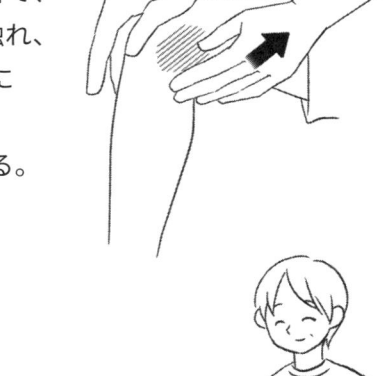

TARGET ▶中層
中層組織に刺激を入れる

1 座位の状態で、お皿を包むように、横から両方の手を当てる。母指球と小指球で太ももを捉え、指先はスネの横をはさむ。
両手でひざを挟むように
圧迫したまま、
お皿上の皮膚に
シワを寄せて
固定（ロック）する。

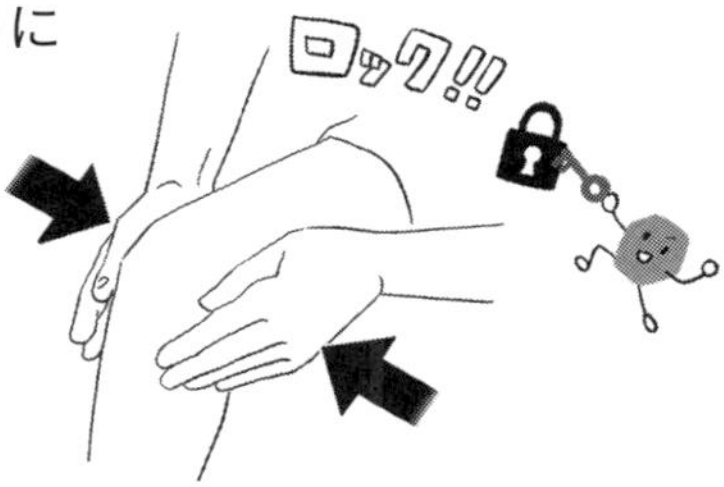

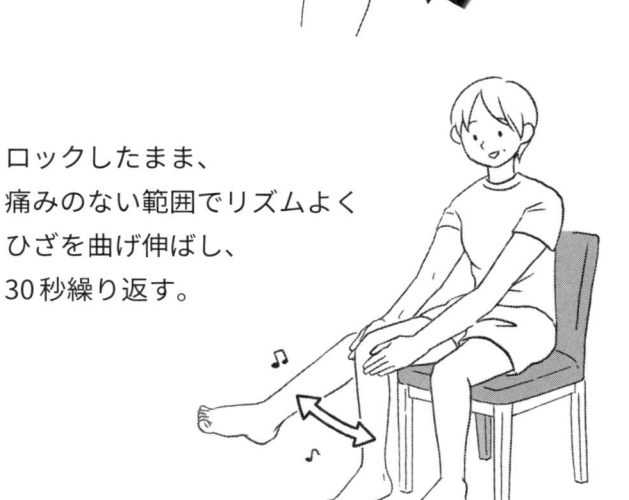

2 ロックしたまま、
痛みのない範囲でリズムよく
ひざを曲げ伸ばし、
30秒繰り返す。

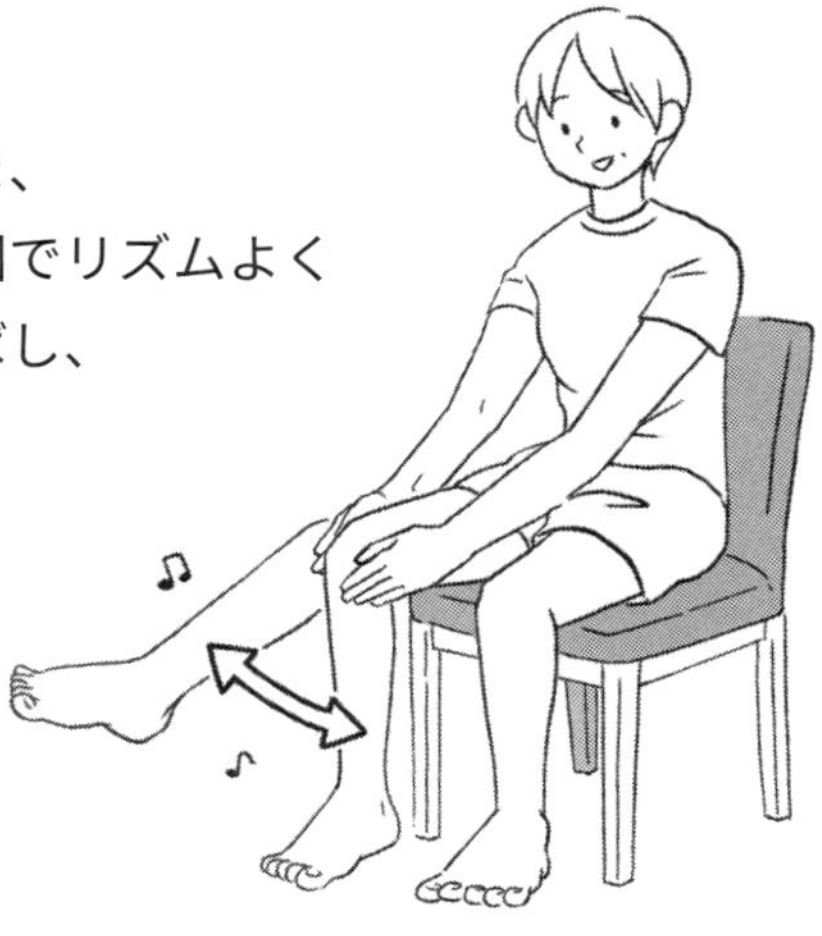

ケアを始めるときの姿勢（深層のみ）

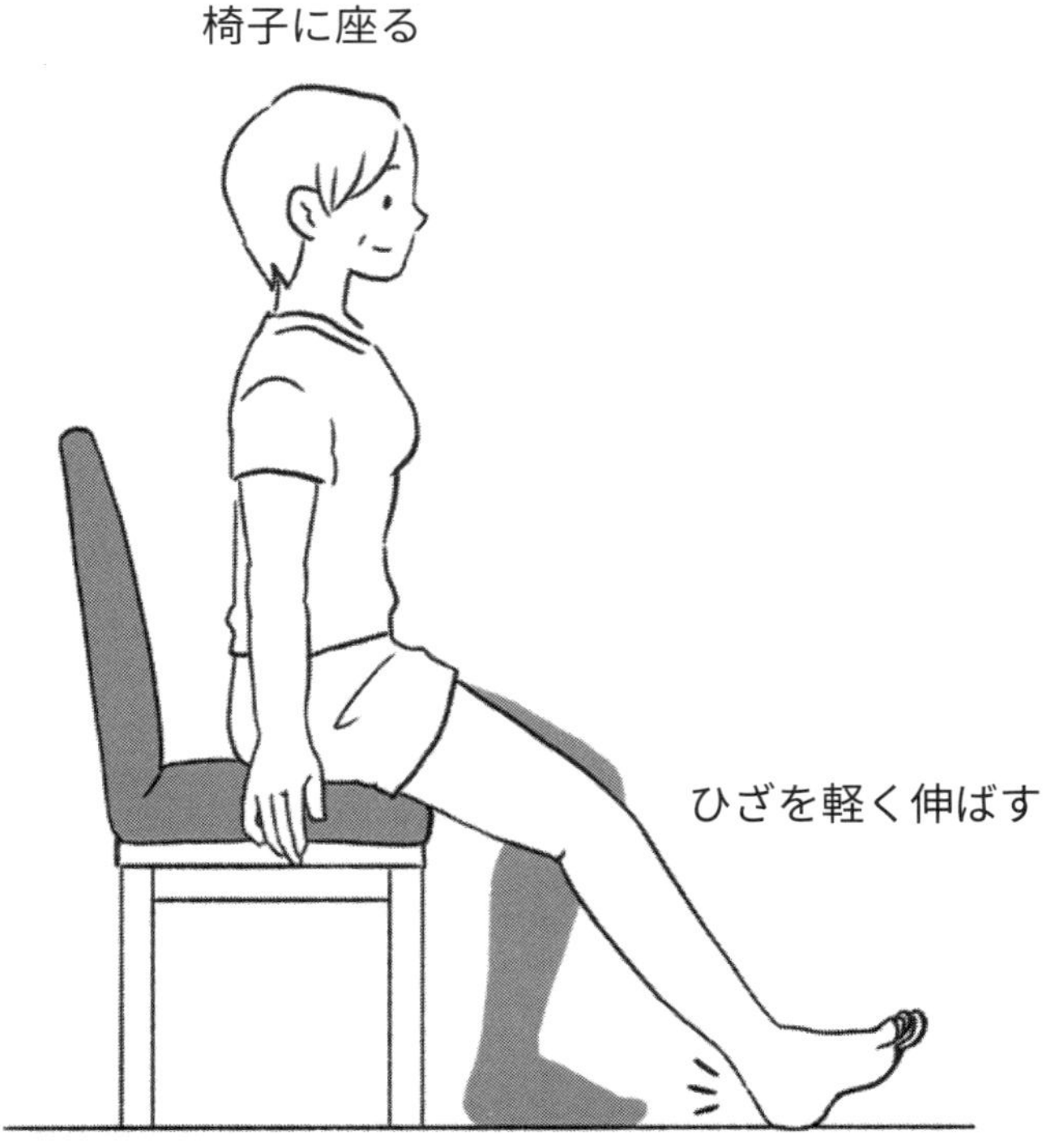
椅子に座る
ひざを軽く伸ばす
かかとをつける

※可能であれば 2 はスネをやや内側に向けて行うとねじれの改善にもつながって◎。

TARGET ▶ 深層
深層組織に刺激を入れる

1 両手の親指で
お皿を下げる。
両方の人差し指で
深層の膝蓋下脂肪体に
指を入れ込み、
刺激を入れる。

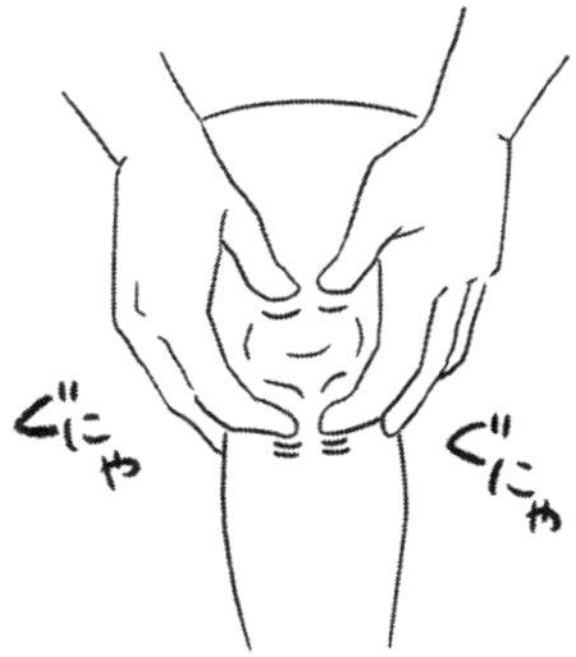

2 人差し指で脂肪体が
横に動く状態を
確認できたら、
指を入れ込んだまま
ひざをリズミカルに
伸ばしては曲げる。

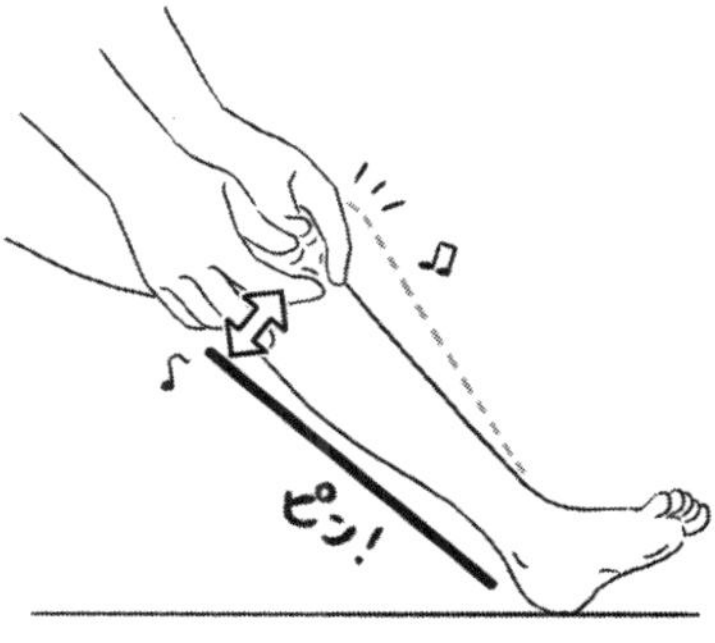

※親指でお皿の動きを感じつつ、人差し指の脂肪体の
柔軟性の変化を感じるのがポイント！
脈が早く打つようなリズムで、刺激を入れる。

第3章

ひざを守るための「猫背」解消術

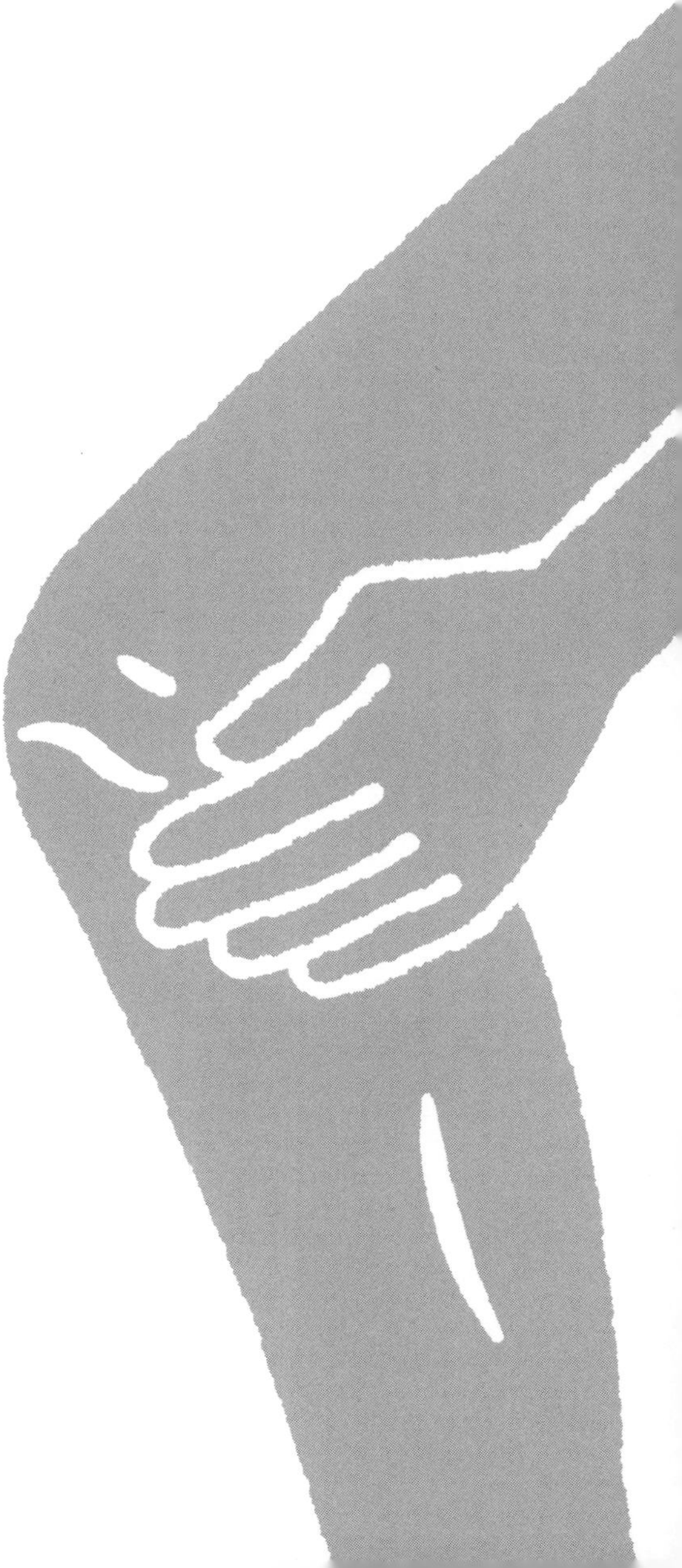

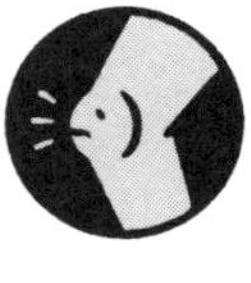

猫背を治して、ひざトラブルの悪化を防ごう

●ひざ痛と猫背、意外な関係

年齢を重ねてきて、なんとなくひざが痛むようになってきた。そんなひざ痛は、実は猫背と深い関係にあります。

猫背とは、いまさら説明は不要かも知れませんが、「背骨が丸くなった姿勢」のこと。とくに背骨の一部、頸椎と腰椎の間にある「胸椎」が丸くなることを指します。実はタイプがいくつかありますが（92ページ）、どの猫背も全身の姿勢の崩れを招く点では同じです。本来、背骨はS字カーブを描き、胸椎部分は後ろにカーブしているものですが、猫背になると胸椎の後ろカーブが強まり、体は猫背に適応してバランスをとろうとします。その結果、必ず頭が前に出て、猫背はますます悪化してしまいます。

正しい姿勢は
このS字カーブが保たれる！

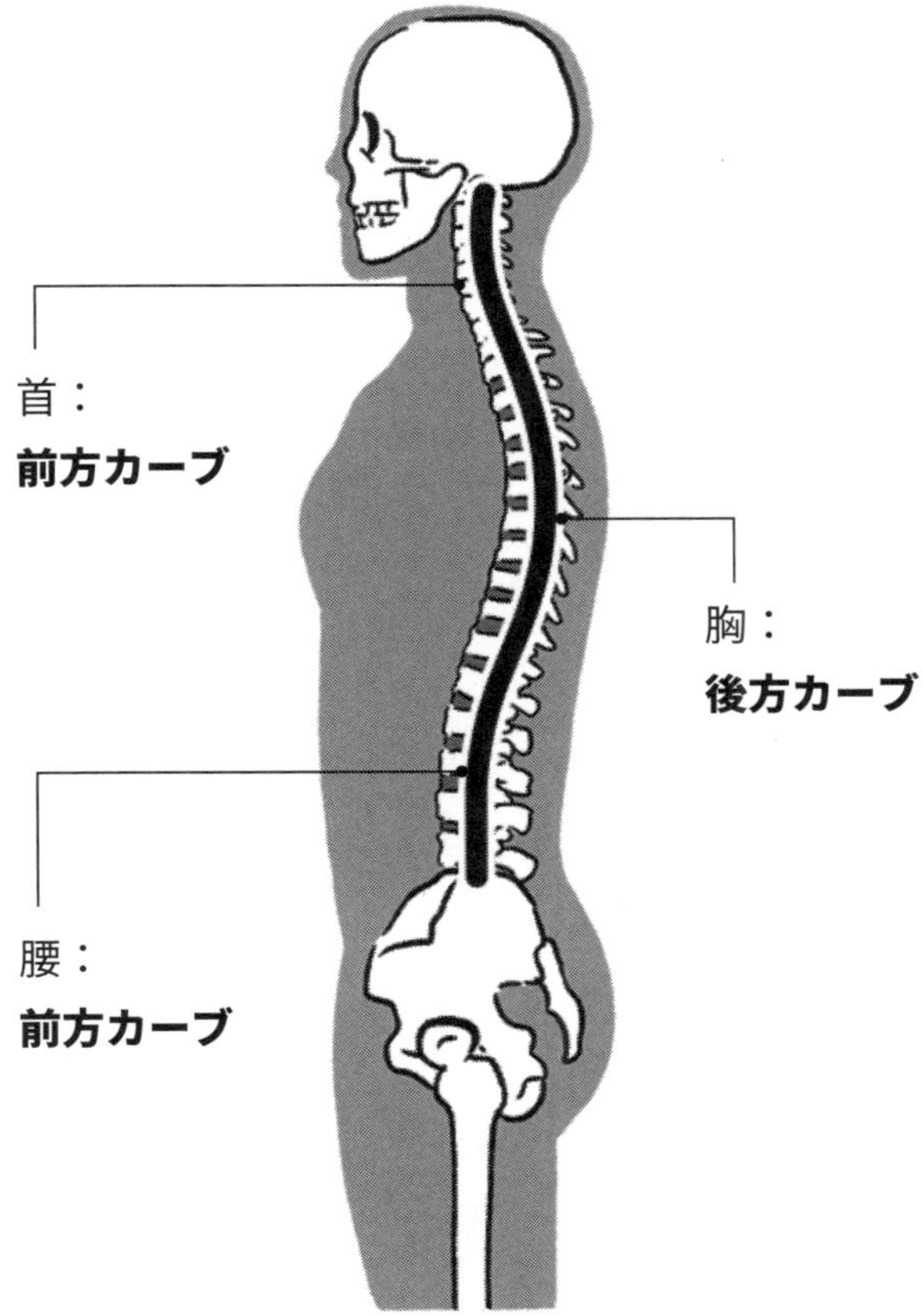

４つの猫背タイプ

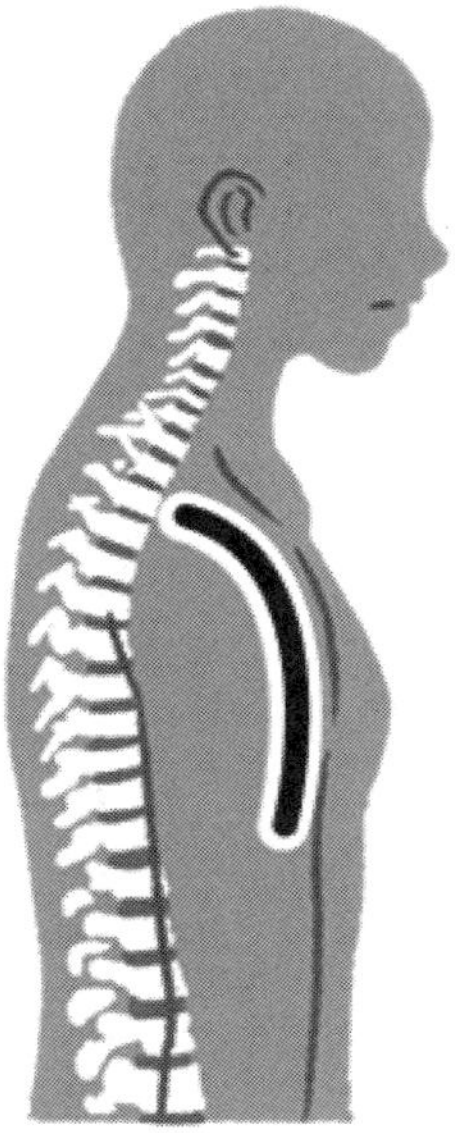

巻き肩

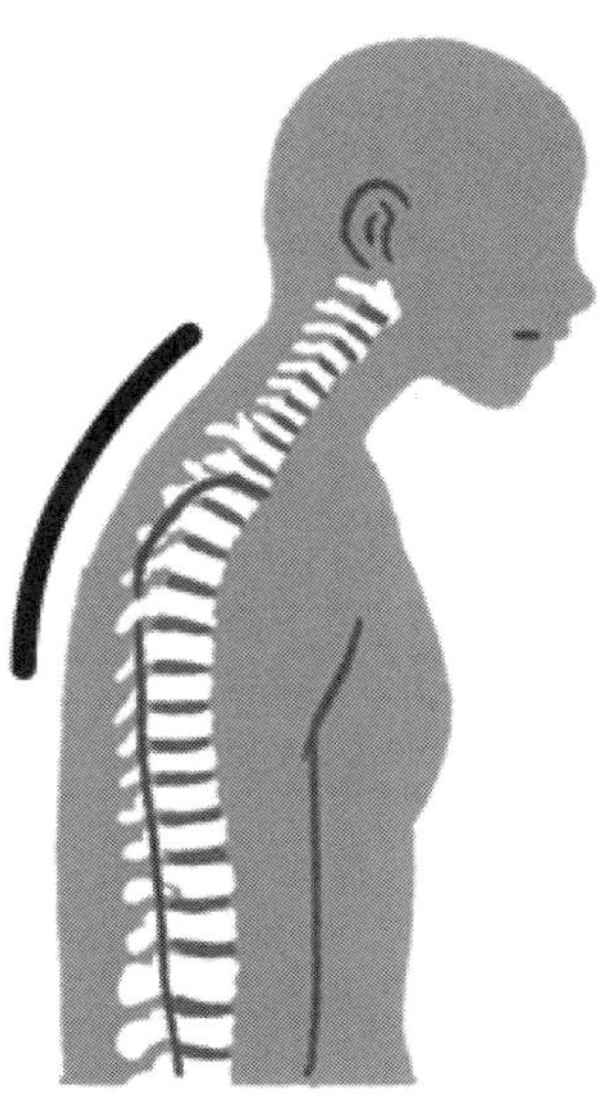

円背

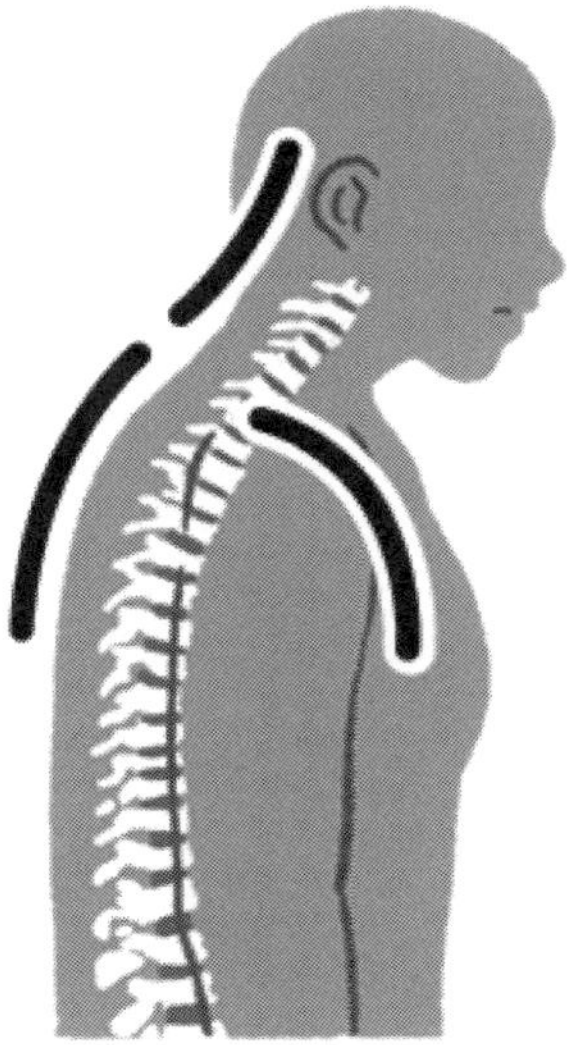

首なし

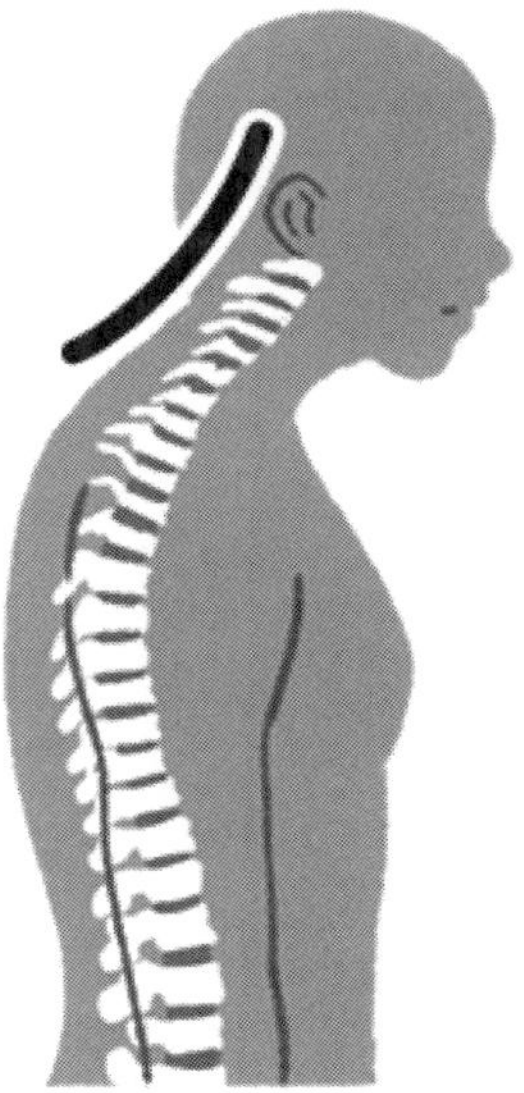

顔出し

猫背が悪化していくと、骨盤が後ろに倒れるため、ひざを曲げて姿勢のバランスをとることになります。

4つのタイプの、どの猫背でも下半身を安定させるためにひざが曲がるのです。これがいわゆる「不良姿勢」と呼ばれるものです。

ちょっと立って、やってみるとわかりますが、骨盤を前に傾ける（前傾させる）とひざが伸びやすくなります。一方、後ろに傾ける（後傾させる）とひざが曲がりやすくなり、猫背になりやすいことも実感できるでしょう。

ひざが伸びず、曲がっていると、その分、ひざ関節への負担が増してしまうため、骨盤の後傾と猫背がひざ痛を助長する要因となってしまうのです。

猫背を解消すればひざは自然と伸びやすくなります。逆もまた然りで、意識的にひざをしっかり伸ばす姿勢をとることで、猫背を改善することもできます。

中高年に起こりやすい不良姿勢

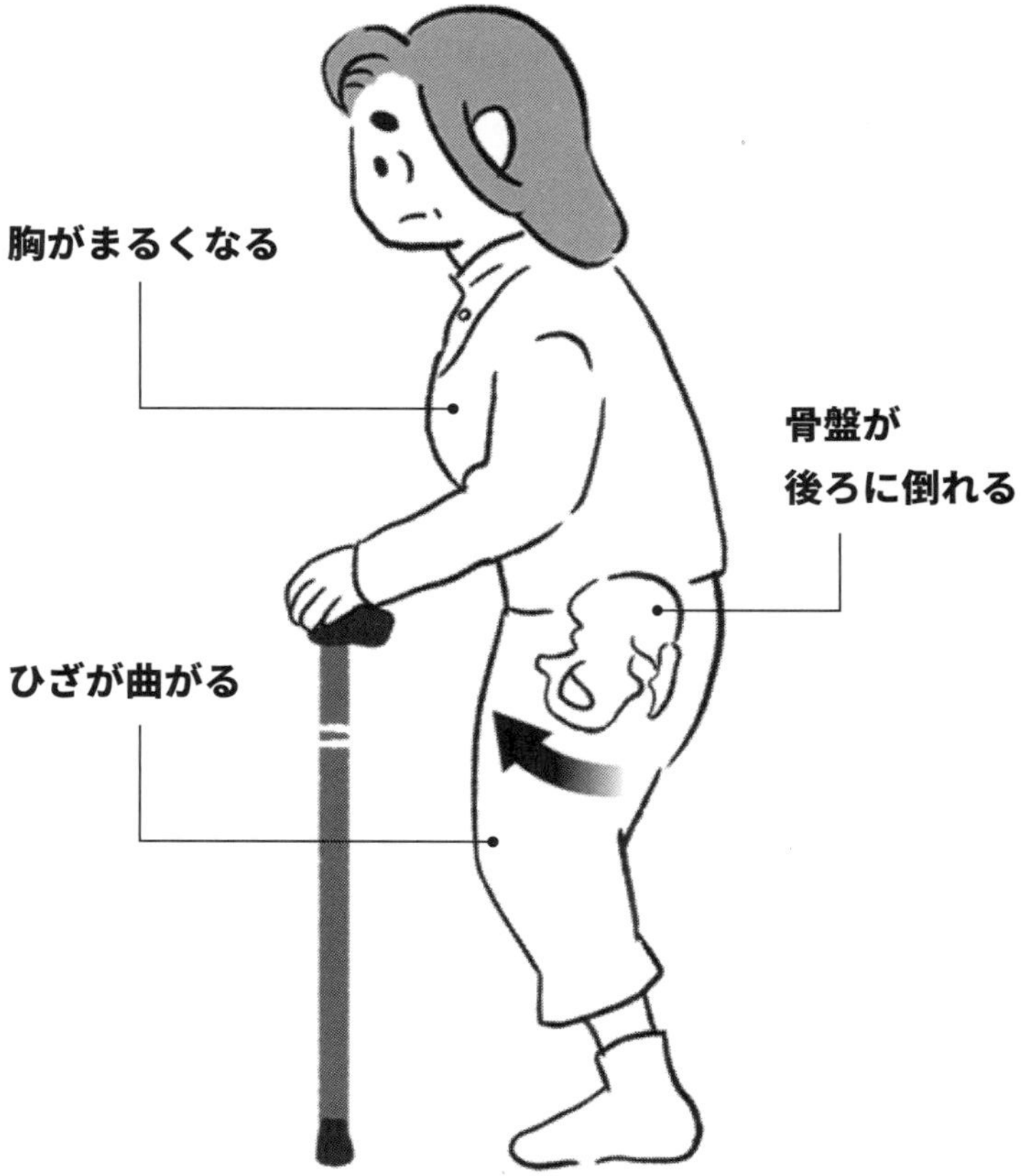

●猫背を解消するならコレ！

▼セルフけん引

壁を利用してまっすぐ立ち、よい姿勢をつくってから、胸から上を伸ばしましょう！　この姿勢が「ニュートラル立位」です。ポイントは、まっすぐ立った骨盤の真上に頭を乗せることです。

1

壁の前に立ち、１km先を見る感じで、少しあごを上げる。

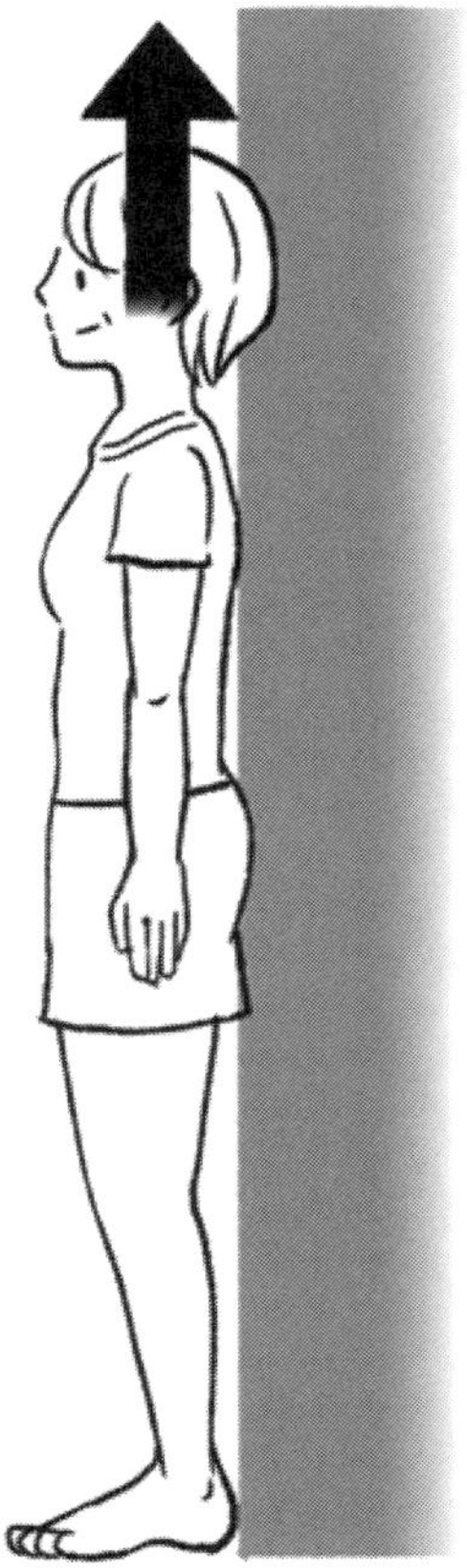

2

両手で耳の後ろのすぐ下にある
骨「乳様突起」にやさしく触れる。
呼吸を止めずに、首を伸ばして
「乳様突起から上」を
天に近づける。

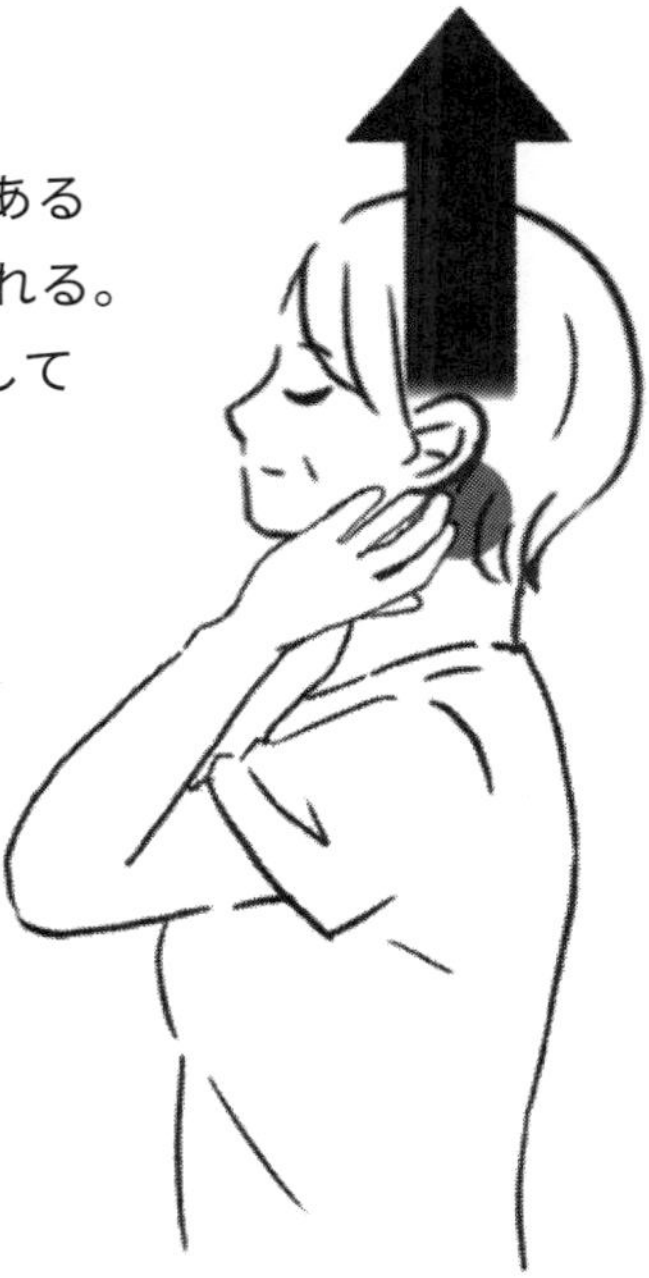

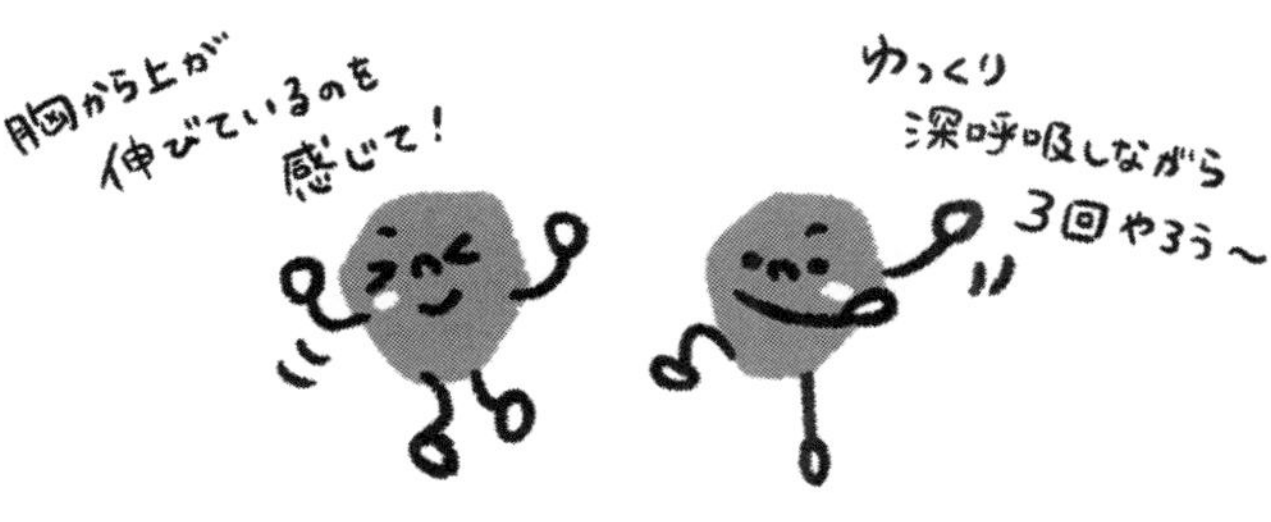
胸から上が
伸びているのを
感じて！
ゆっくり
深呼吸しながら
3回やろう〜

▼ニュートラル座位

セルフけん引のとき、まっすぐ立つ①の姿勢が「ニュートラル立位」です。ニュートラル座位は「足に体重を乗せ続けながら座る」だけです。

生活のなかでときどき「ニュートラル立位」や「ニュートラル座位」に戻し、「優良姿勢」を体に覚えさせましょう。座り仕事の疲労も軽減します。

1

イスの前に立った姿勢から、
足に体重を乗せたまま、
お尻をイスに下ろす。

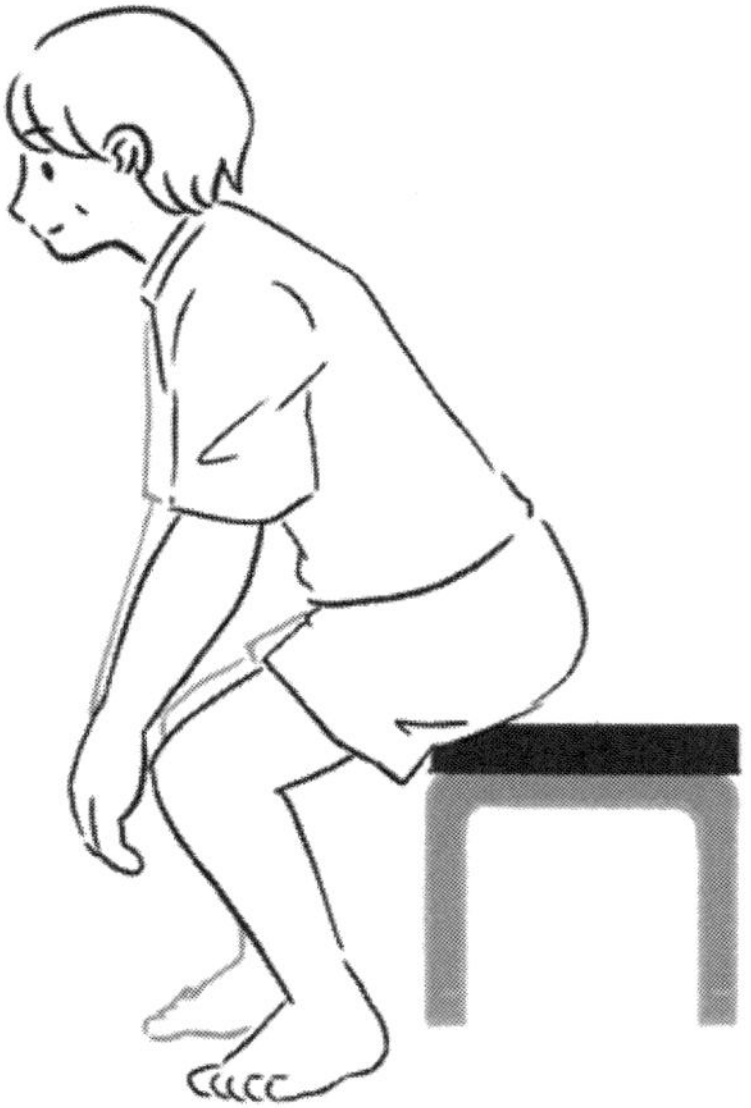

2

お尻がイスに着いたら、
体重を足に残しながら、
骨盤の真上に頭を乗せる。

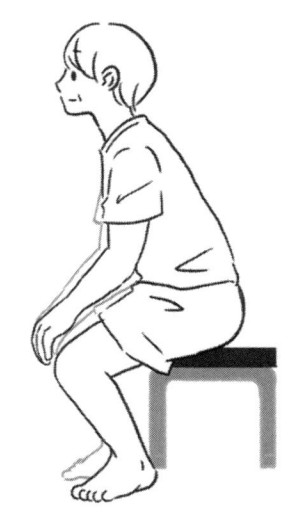

3

最後に、お尻に体重を
乗せたら、全身の力を抜き、
背中の筋肉の緊張を
意識的に緩める。

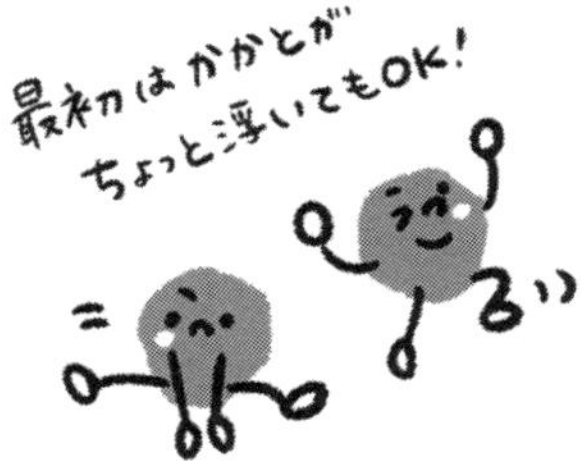

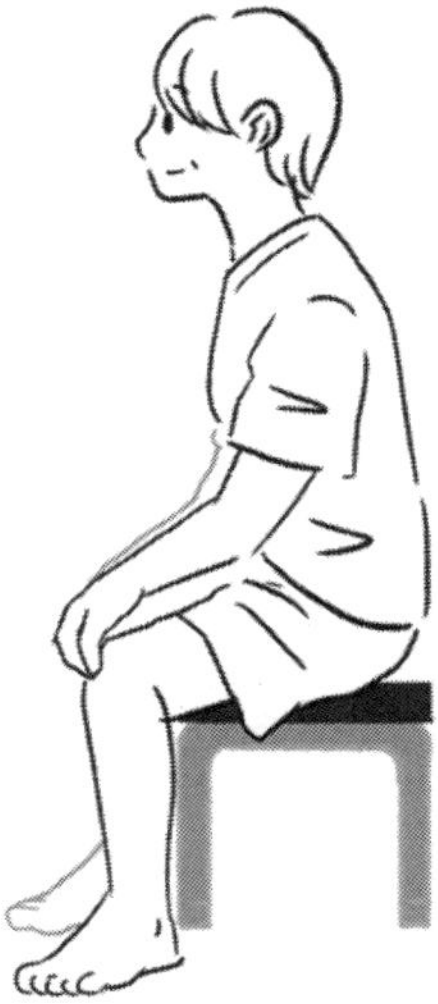

●猫背を治すと起こるいいこと

猫背は姿勢の崩れをまねき、ひざ痛を引き起こすことを先にご紹介しました。逆に猫背を治すと、さまざまないいことがあり、プラスの連鎖を引き寄せます。

具体的には、次項から紹介するいくつかのメリットがあげられ、これらは中高年の健康づくりの重要ポイントに重なります。

●高齢期の介護予防には猫背解消

①老後の自立生活の基盤をつくる

猫背が進行すると、背骨や下肢関節への負担が増えるだけでなく、変形性関節症のリスクを高めます。

こうした体を動かす組織を総称して「運動器」と呼びます。運動器の機能が低下すると、「ロコモティブシンドローム」といって、要介護リスクが高まる原因とされています。

つまり猫背はシニアにとって運動器疾患を招く要因となり、さらに転倒のリスクを高め、将来的に歩行や日常動作が困難となる要介護リスクを高める可能性があります。

②持久力や食欲にも悪影響を与える

猫背は肺や心臓を圧迫するため、呼吸循環機能の低下を助長してしまいます。呼吸循環機能が低下したときの自覚症状としては、持久力の低下である疲れやすさ、疲労の回復のしにくさなどがあります。

また、胃や腸などの消化器も圧迫されます。事故などで圧迫骨折が起き、そのために猫背になってしまった人は、消化器が圧迫されるため「逆流性食道炎」になりやすいことが知られています。

つまり、猫背が慢性的になると消化器系にも悪影響が出て、胸やけなどの症状から食欲にも影響を与える可能性があります。すべての年代の人にとってよくないことですが、とくに高齢期は意識的に「低栄養」を防ぐことが大切なので、変わらぬ食欲と胃腸のコンディションを整えることが大切！　姿勢を正すことも、そのための大切なセルフケアです。

●ビジネスパーソンの集中力ＵＰは姿勢改善から

①全身のコンディションは深い呼吸で変わる

不良姿勢で居続けると、胸が圧迫されますので、心臓や肺が圧迫されます。このため、呼吸が浅くなる要因になります。

逆に、姿勢を正せば、自然と深い呼吸ができ、体に十分な酸素が供給されるため、心身ともによい方向へ向かいやすくなります。体調やモチベーションがイマイチのとき、自己治癒力を高める深い呼吸が必要です。

②血流改善して脳の酸欠を起こさせない！

姿勢が悪いと、頭が前に出てしまうため首や肩の筋肉が緊張してしまいます。すると脳への血流が滞りやすくなり、さらに、顎が前に出た姿勢をとると、首の上の骨（上位頸椎《じょういけいつい》）が過度に反る「過伸展《かしんてん》」になってしまいます。この状態は、脳へ血流を送るための椎骨動脈を圧迫する姿勢でもあります。

これらの影響によって、脳への血流が本来より阻害されることで、酸素が十分に行き渡らなくなり、集中力低下や、筋肉がこわばることでの緊張性頭痛などをまねく可能性が高まります。

しかし、姿勢を改善すれば血流が改善し、集中力ＵＰにもつながりますから、仕事の合間などにはちょくちょくニュートラル座位に戻り、姿勢をリセットする習慣をつけましょう。ずっと優良姿勢でいなければならないわけではありません。「ちょくちょくリセット」でいいので、続けてください。

姿勢が崩れない体づくりにおすすめ！土屋式ゆるスクワット

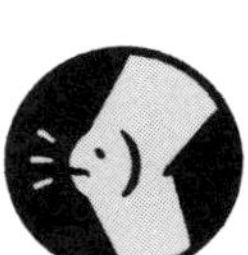

●2つのゆるスクワット習慣で姿勢を保とう

スクワットはエクササイズの王様と呼ばれるだけあって、アスリートがパフォーマンスを上げるための肉体改造には欠かせない運動です。

ただし、肉体改造などをめざさない人にとっても、目的別にやり方を考えることができる運動でもあります。

私自身は肉体改造というより、日常の生活動作や、スポーツの最初の動きを軽やかにし、美しく健やかな姿勢を保つことを目的に、一般的に広く紹介されているスクワットとは少し違う「機能的スクワット」を日々、実践しています。

それ自体はＱＲコードの動画でご紹介するとして、ここでは「なんとなくひざが痛い」人が、よい姿勢をキープするためのセルフケアとして、お皿ロックのケアと併せて習慣にするとよい「超ゆるスクワット」と「ゆるスクワット」を紹介します。

高齢の人にも安全に実践していただきやすく、しっかりと目的の筋肉を鍛え、ひざ痛の悪化を予防するメソッドを考案しました。

まずは、超ゆるスクワットをていねいに、しっかり行って、「楽にできるようになった」「ぐらぐらしなくなってきた」など上達を感じてから、ゆるスクワットに切り替えましょう。

アップテンポで行う必要はありませんが、自分でリズムをとって行い、ぜひ楽しい習慣にしてください！

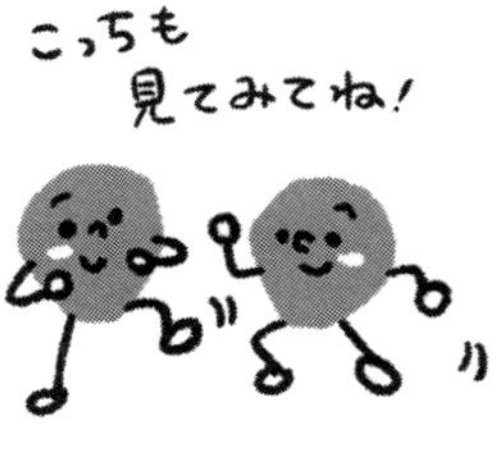

動画で
CHECK!
▼

▼超ゆるスクワット

スクワットらしからぬ動きと思うかもしれませんが、関節に余計な負担をかけずに行えるよう、沈み込む動作を避けています。

体の重心（骨盤）に「上半身と下半身を近づける」ことを意識して、動きます。

多くのスクワットでは、ひざ頭がつま先より前に出るのはNGとされますが、超ゆるスクワットではそれを気にする必要はありません。

この動きが身につくと、日常の生活動作がとても軽やかになります。

最初はゆっくりでいいので、スタート時の立位は96ページの「ニュートラル立位」を意識して、動く都度、その姿勢に戻るように、動きましょう。慣れてきたら、徐々に自分のペースでテンポアップしていきます。

速く動くより、ていねいに、正しく動くことが大切です。

1

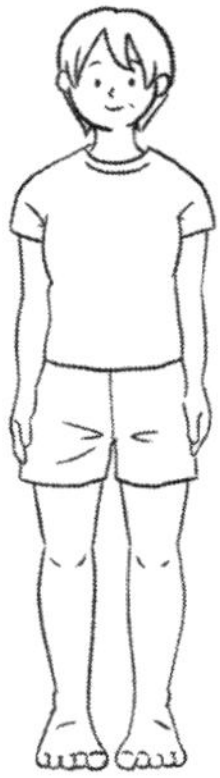

「ニュートラル立位」(96ページ)
を意識して、まっすぐ立つ。

2

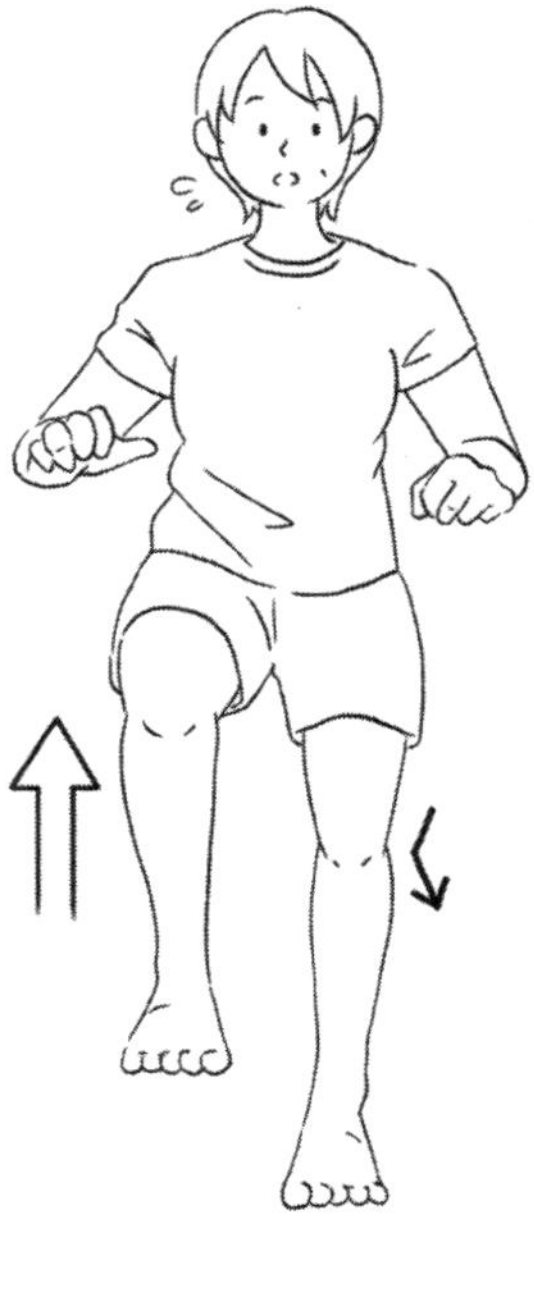

上半身を重心(骨盤)に
近づけながら、片方の脚を上げ、
そのひざを重心に近づける。
もう片方の脚のひざも
軽く曲げる。両腕のひじも
自然に曲げる。
一旦、「ニュートラル立位」に
戻り(腕を伸ばす)、上半身を
重心(骨盤)に近づけながら、
反対の脚を上げ、そのひざを
重心に近づける。もう片方の
脚のひざも軽く曲げる。
両腕も自然に曲げる。
両脚交互に30回以上、繰り返す。

▼ゆるスクワット

ひざ痛を引き起こす原因として、とても多いのが下肢の「ねじれ」です。

詳しい解説は前著「ひざのねじれをとれば、ひざ痛は治る」に譲るとして、要点を述べますと、ほとんどのケースで下腿外旋《かたいがいせん》と呼ばれる、スネの骨が外にねじれる現象が確認できます。

このねじれによって、ひざ関節まで外を向き、痛みを感じる組織も一緒にねじられてしまうのです。

その結果どうなるのか？　太ももの筋肉で最も大切な「内側広筋」のはたらきが低下してしまいます。

内側広筋は大腿四頭筋の１つで、太ももの前側の筋肉の内側についている筋肉です（77ページ）。これはお皿に直接つながっているため、機能低下を放置していると筋力低下につながり、お皿の動きが悪くなってしまい、ねじれを助長します。

ひざ痛を悪化させないため、また、痛みがとれた後も再発を防ぐため、内側広筋をしっかりはたらかせるこのスクワットを習慣にしてください！

1

つま先とお皿が真正面を
向くように立ち、ボール
（または丸めたタオル）を
太ももの間に挟み、
軽くひざを曲げる。

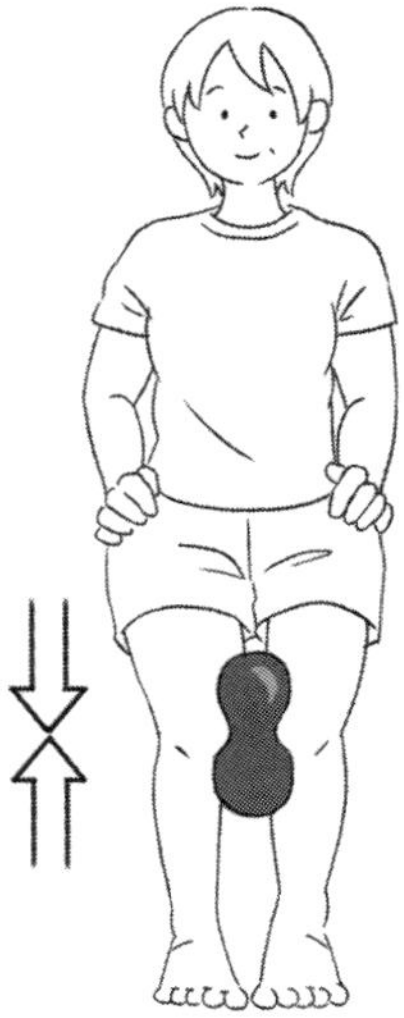

2

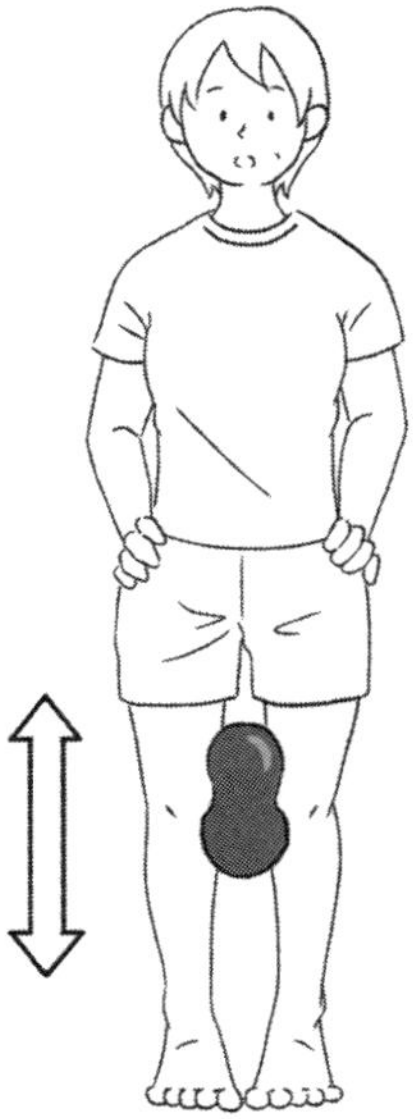

1 の状態からしっかりと
ひざを伸ばす。
ひざを曲げるよりも、
伸ばしきることが大切。
伸ばすとき、つま先とお皿の
向きが変わらないように
気をつける。
30回以上、繰り返す。

コラム2　正座はお風呂で上達する！

▼コツをつかんで正座をマスター

ひざ痛で悩んでいる人には、正座ができないことで、日常生活でさまざまな不便を感じていることが多いです。日本人の生活も「イスに座る」ことが多くなったとはいえ、まだ畳の部屋で寝起きしている人も多いですし、仏事や和食の店での会食などでの挨拶で、一旦は正座をするのが礼儀にかなう場面もありますから、困ります。

また、体の使い方としては正座と同じ動きをせざるを得ない場面が、日常生活では頻回にあります。たとえば、和式トイレの利用、床に落ちたものを拾ったり、掃除でかがんだりするときの跪坐《きざ》の姿勢、靴ひもを結ぶなどの片ひざ姿勢などです。ひざを深く曲げることが難しくなると、こうした動作が難しくなるのです。そして、無理な姿勢で作業を行うことで腰に負担がかかり、腰痛を引き起こすこともよくあります。

そこで、お風呂の浮力を使って正座の練習をするという方法がよく紹介されます。

実際に多くの人がこの方法を試しているようで、私もしばしば相談を受けます。

ただし、お風呂で正座の練習をするときには、いくつか大事なポイントがあり、それを知らないと、効果が出なかったり、逆効果になったりするので要注意！　正しいやり方をご紹介しますので、ぜひ参考にしてください。

▼ポイントはやっぱりお皿！

まず、お風呂での正座練習は、浮力がはたらいているからといって無理して行うのはNGです。痛みを我慢して行うと逆効果になるので、必ず、痛みが出たらストップしてください。

そして、ひざに負担を強いない正座をマスターするには、お皿の動きを意識し、確かめながら行うことが大切です。

51ページで紹介したとおり、正座をするときは、お皿が大腿骨の上を8㎝ほど移動する必要があります。

そして、お皿がそれだけ移動するには、筋肉より深いところにある袋（膝蓋上嚢）

と大腿骨前脂肪体が柔軟に動く必要があります。袋も脂肪体も、ひざのスムーズな曲げ伸ばしのためにある組織なのです。

この後、紹介する「のの字マッサージ」と「ヒールスライド」で、これらの組織の柔軟性を高めることができます。コツをつかめば誰でも簡単に行えるケア法なので、ぜひお風呂での正座練習の前に実践しましょう。

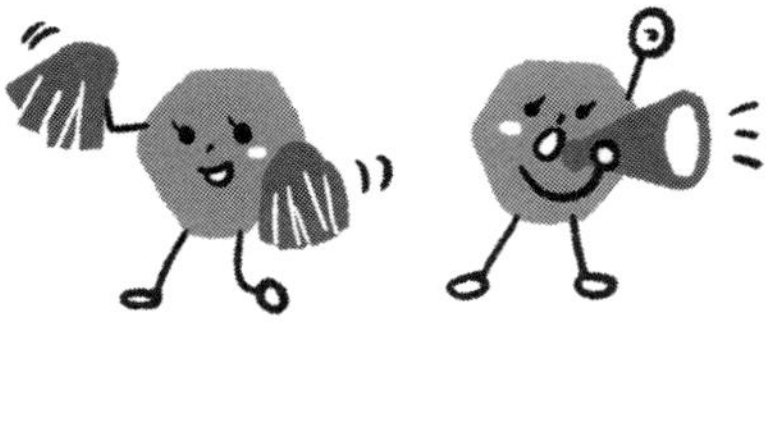

袋（膝蓋上嚢）と大腿骨前脂肪体図

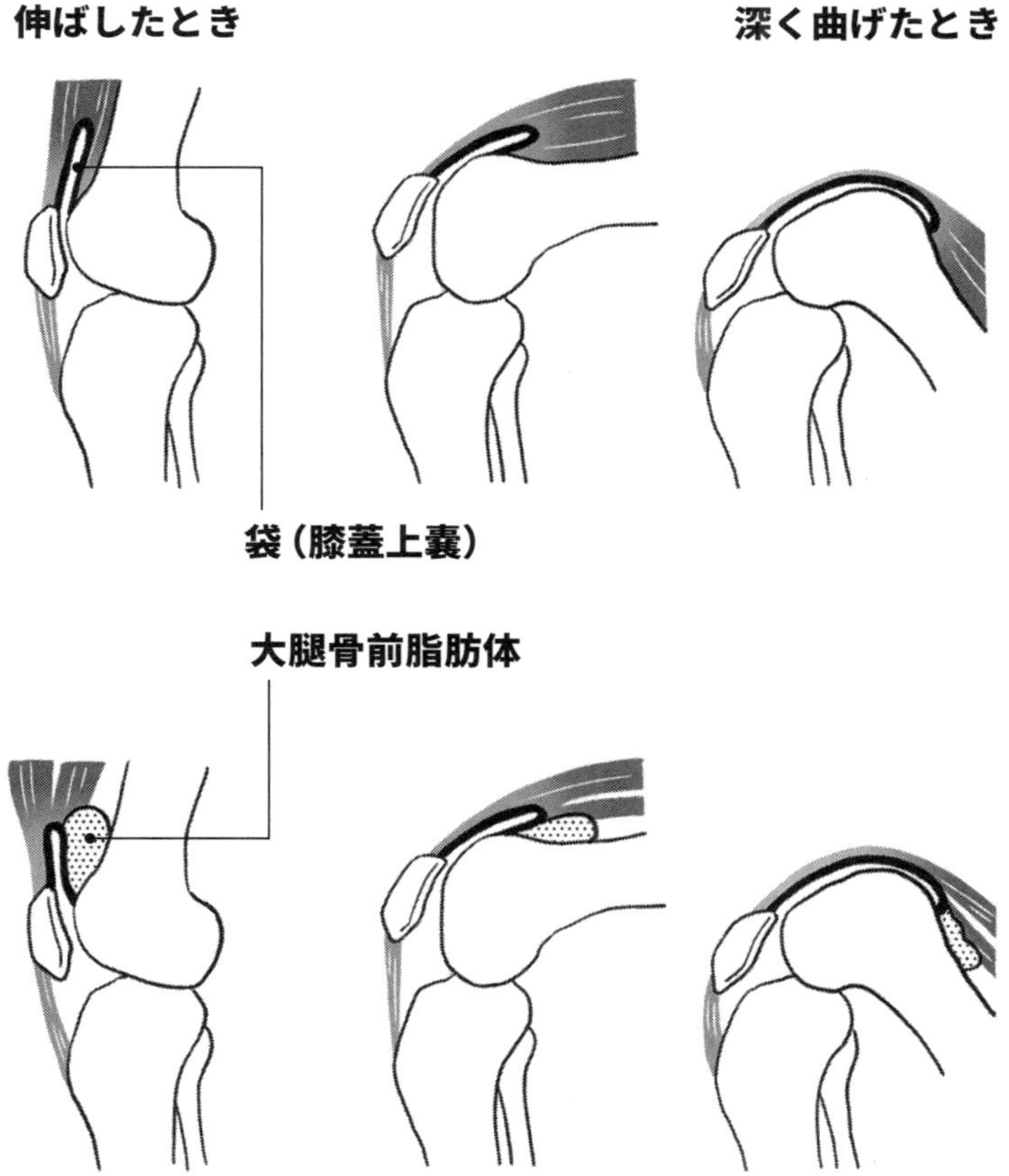

▼のの字マッサージ

お皿の上の大腿四頭筋を左右から軽く圧迫しながら、のの字を書くように30秒ほどマッサージしましょう。真上から圧迫すると、袋と脂肪体がつぶれて動きが硬くなりますが、左右から軽く圧迫することでこれらが柔軟に動き始め、柔らかくなります。お風呂での正座練習前に30秒やりましょう。

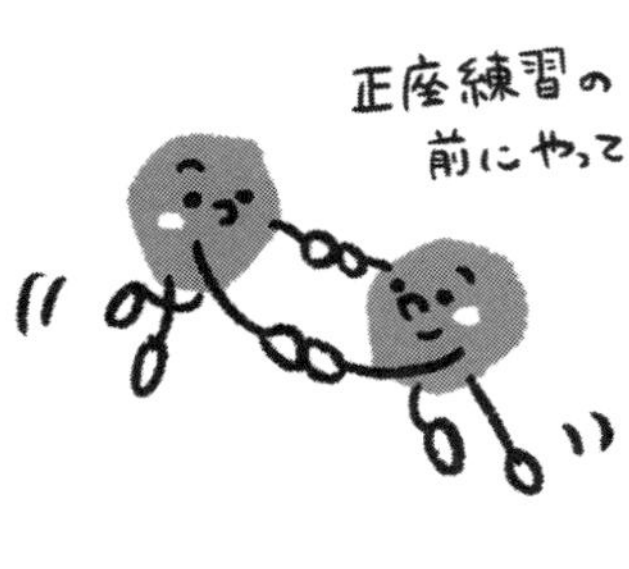

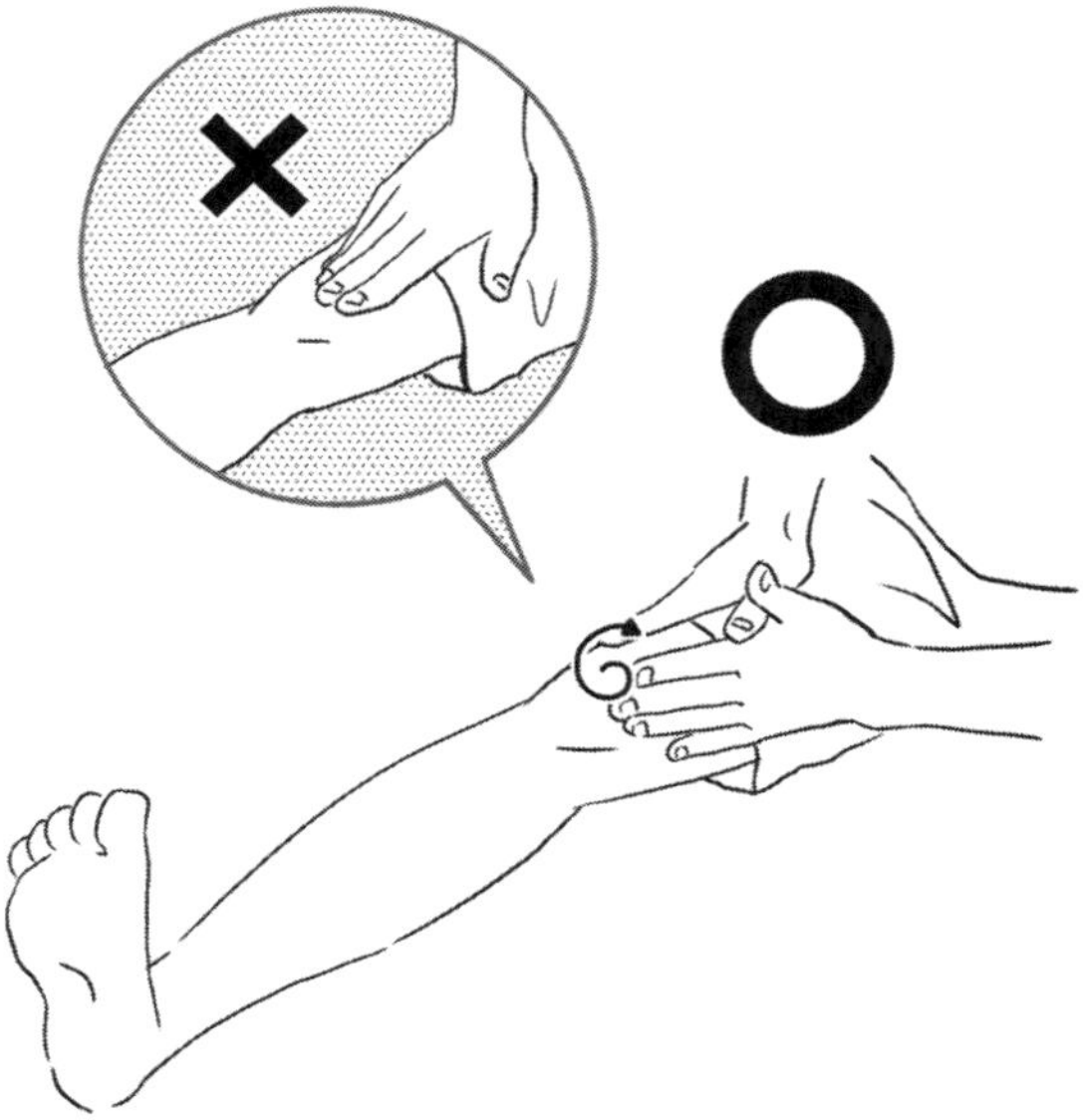

手の指先をそろえ、両手でお皿の上の筋肉を
挟むように持ち上げる。挟むように持ち上げたまま、
その両手を「のの字」を書くように動かす。

動画で
CHECK!
▼

具体的な手順や動き方は、ＱＲコードから動画でもご確認いただけます。
動画では、エコー画像でも「のの字マッサージ」の様子を紹介しています。

▼ヒールスライド

こちらもお風呂での正座練習の前、「のの字マッサージ」に続けてやりましょう！かかとを浴槽の底に接した状態で、ひざの曲げ伸ばしを行います。ひざが曲がる角度を自然に深くしていける運動です。痛みがない範囲で曲げたら、戻す。これを繰り返すだけです。

1

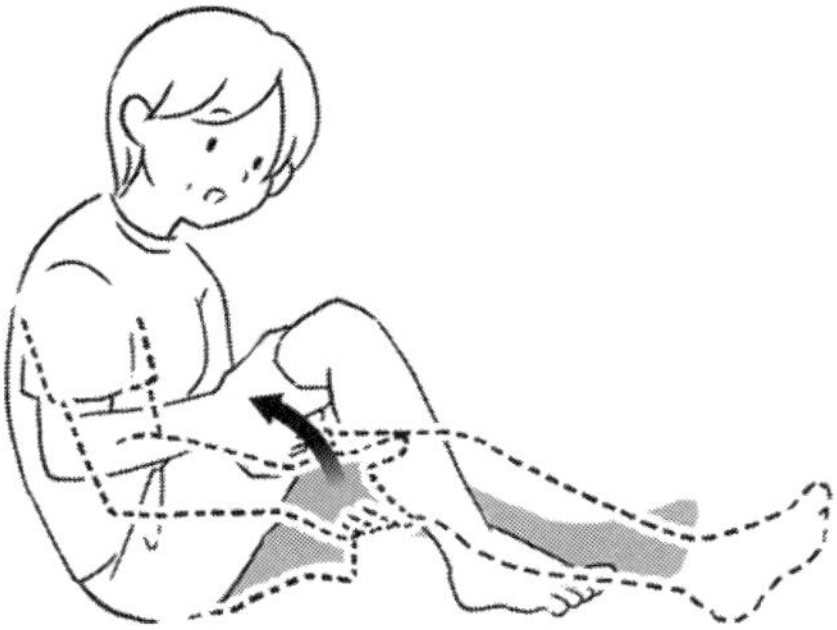

まず両手で太ももを持ち、
足には力を入れずに手の力で
太ももを持ち上げるように
ひざを曲げ、伸ばします。

2

1 を数回繰り返し、
ひざが自然に深く曲がる
ようになってきたら、
太ももを持つ外側の手は
そのままにして、内側の
手をスネに当て、
内側にねじりながら
曲げていきます。

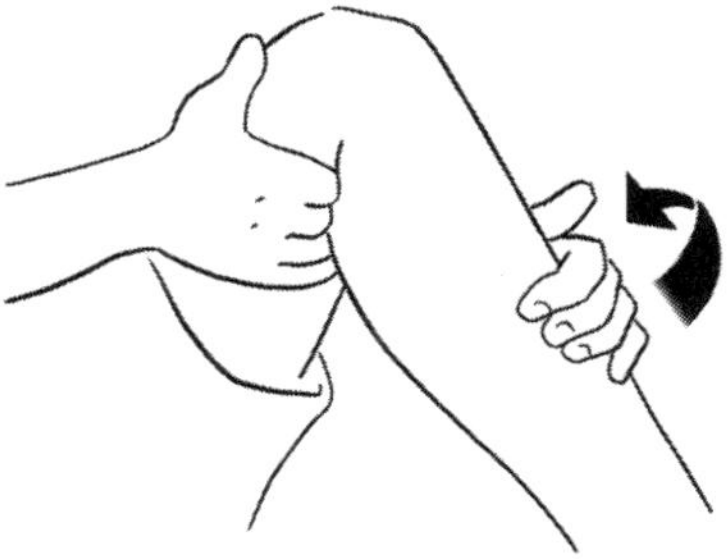

3

2 を繰り返す。ひざは本来、スネが内側に
ねじれるように曲がる構造をしているので、
ヒールスライドを実践する
ことでひざ本来の動きを
呼び覚まします。
痛みがなければ、両手で
スネをもってかかとと
お尻をくっつけると
正座の可動範囲を
獲得できます。

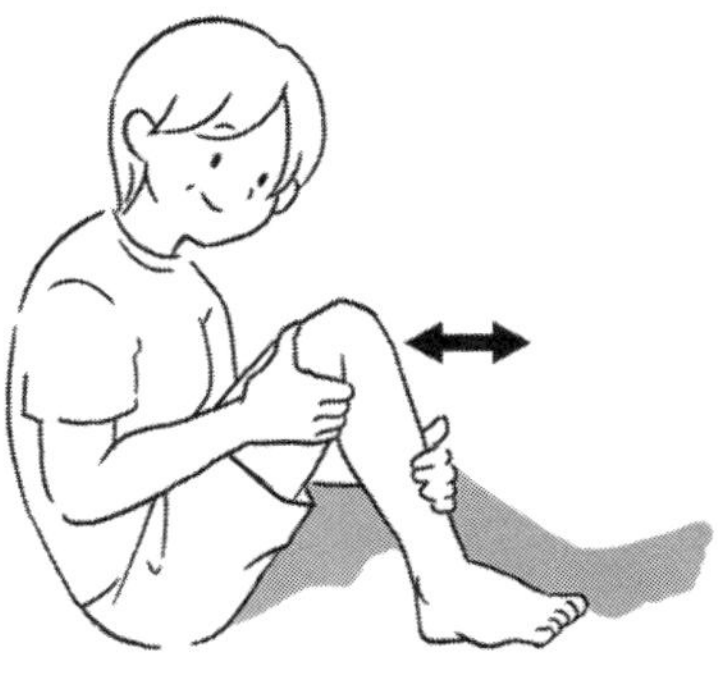

コラム3　ひざサポーターは「圧迫」でチョイスする！

変形性膝関節症診療ガイドラインによると、サポーターなどの装具は推奨度がそれほど高くありません。しかし、お薬と違って副作用の心配がなく、ひざへの負担を軽減してくれる可能性が高いことから、使用している人は多く、市場には多種多様なサポーターが販売されています。

そのため「どのサポーターを選べばいいのかわからない」と悩む人も少なくありません。また、「サポーターを使うと筋力が落ちるのでは？」という相談もよく受けます。

しかし、私は、適切なサポーターを選んで使用すれば、ひざのサポートだけでなく、筋力の発揮を助け、さらに歩行の安定性の向上にもつながると考えています。

実際に、サポーターを着けたことで歩行が安定し、その後はサポーターを外しても自信を持って歩けるようになった人も多いです。なかには「サポーターを使うことで長く歩けるようになった」という声も聞きます。

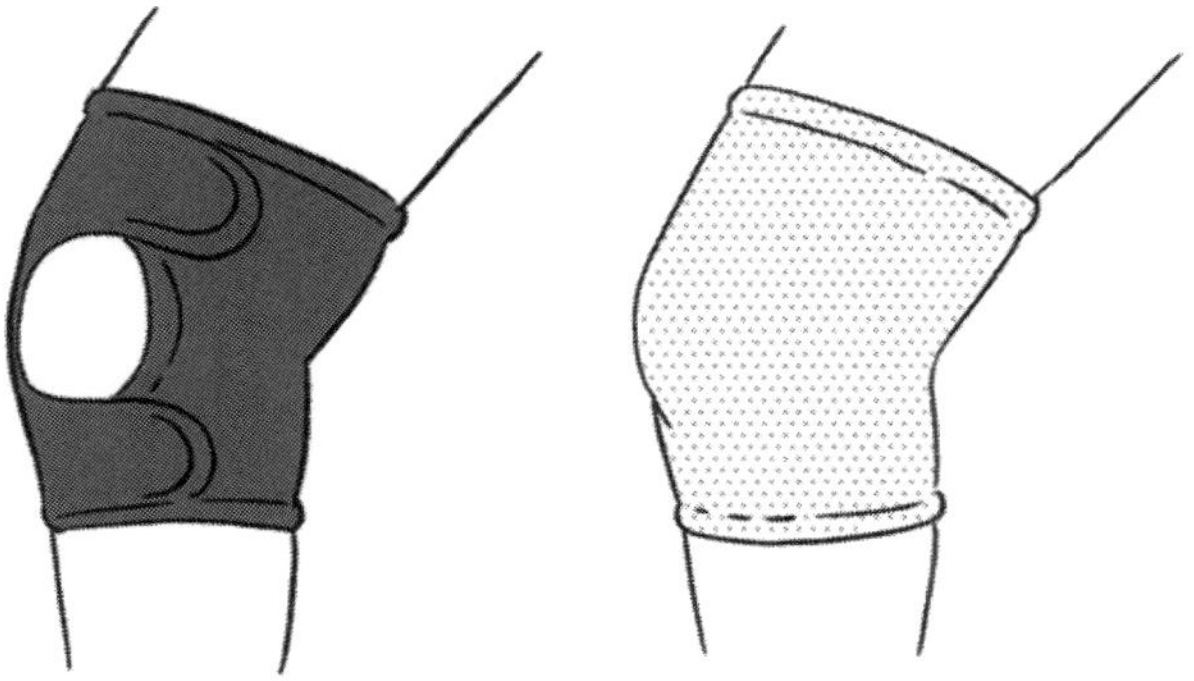

これらのケースは、サポーターの「圧迫」がひざ周りの筋肉をサポートし、動きが楽になった結果、ひざの機能が回復したのだと考えられます。

では、自分に合ったサポーターをどう選べばいいのでしょうか？　ここでは、サポーター選びの重要なポイントである「圧迫」について解説します。

市販されているサポーターは大きく分けて2種類あります。それは、「巻いて圧迫するタイプ」と「履いて圧迫するタイプ」です。「巻く」タイプのサポーターは、圧迫の強さを調整できるのが特徴です。ひざに水が溜まっていたり、ひざに力が入りにくいと自覚している人に適しています。ひざに水が溜まっている場合、その部分をしっかりと圧迫することで回復を促進する効果があります。場合によっては、夜間も装着するようアドバイスすることもあります。

ただし、強く巻けばいいというわけではなく、不快にならない程度の圧で巻くことが大切です。これにより、安心感が生まれ、筋肉に刺激が加わり、ひざの安定性が高まります。結果として、ひざに力が入りやすくなり、歩行がサポートされるのです。ただし、巻くタイプはひざの動きを制限するので、深く曲げる動作（しゃがむ動作）を多く行う人にはあまり向いていません。

一方、「履く」タイプのサポーターは薄くて動きやすく、ズボンの下にも装着できるのが特徴です。圧迫力は調整できませんが、ひざの動きを妨げることなく、適度な刺激で筋肉をサポートします。

このタイプは、力が入りにくいというよりも、「ひざが不安定に感じる」人に向いています。また薄手で、ひざを深く曲げても違和感が少ないため、日常的にしゃがむ動作が多い人にもおすすめです。

適度な圧迫によって安心感が生まれるだけでなく、大腿四頭筋に刺激が加わることで不安定さが緩和します。その結果、歩くときに力が入りやすくなります。

大切なのは、サポーターを着けて「動きが楽になった」と感じられる状態で活動や運動を行い、ひざの機能を向上させることです。そして、最終的にはサポーターなしでも安心して歩けるようになることをめざしましょう。

おわりに

最後までお読みいただき、ありがとうございます。

変形性膝関節症という診断名は、「ひざが変形していますよ」とお知らせしているにすぎません。つまり、痛み＝変形性膝関節症ではないのです。

そこで本書は生活や活動の妨げになる「痛み」をとることに焦点を当て、手軽に続けていただけるケア法をご紹介しました。たとえ「ひざの変形」があっても、痛みさえなければ、生活のなかでの困りごとは軽減し、筋肉を鍛える運動に取り組むことができるからです。

ところで、本書で紹介したとおり、ひざの周りには、痛みを感じる組織がいくつも存在します。専門的になりすぎると、かえってセルフケアの妨げになるので、本書で詳しい解説は省きましたが、この本では痛みを感じる組織を表層・中層・深層の3層に大別し、それぞれに刺激を入れて柔軟性と血行を改善するセルフケア方法を提案しています。

ですから自分の症状に合ったケア法を実践することで適切な層のケアができ、痛みが和らぎます。さらにこのセルフケアを続けていくと、痛みから卒業できます。

まず痛みを軽減してからでよいので、ぜひ、もう一点重要なことを考えてみましょう。それは「なぜそこに負担がかかったのか」ということ。そして、予防に取り組むことが大切です。

本文でもご紹介したとおり、ひざ痛の場合、原因の多くは下肢の「ねじれ」にあります。スネの骨が外にねじれることによって、ひざ関節まで外を向き、痛みを感じる組織も一緒にねじられてしまいます。

すると、太ももの筋肉で最も大切な「内側広筋」のはたらきが低下します。内側広筋はお皿に直接つながっているため、機能低下を放置していると筋力低下につながり、お皿の動きが悪くなってしまい、ねじれを助長。ひざ痛は悪化する負のスパイラルに進行してしまうのです。

ですから、現在の痛みが改善した後も、お皿を柔軟に保つケアを止めてはいけません。

そして、内側広筋がしっかりはたらける環境を整えることこそ、ひざがしっかりと伸び、ねじれの進行を防ぐために必要なので、本書で紹介しているセルフケアやゆるスクワットを継続し、定期的に本書を読み直していただいて、ひざを守っていただきたいと願います。

日々の問診や施術を通して得た知見をまとめたお皿ケアの真髄、「お皿ロック」が読者のみなさんに伝わり、多くの人のひざの痛みの改善につながれば、これほど嬉しいことはありません。

セルフケアで動きの質を高めることは、人生の質を高めることになります。

日々の暮らしにセルフケアを定着させ、元気に活動できるひざを保ち、人生100年時代をはつらつと動いて参りましょう。

2024年11月

土屋元明

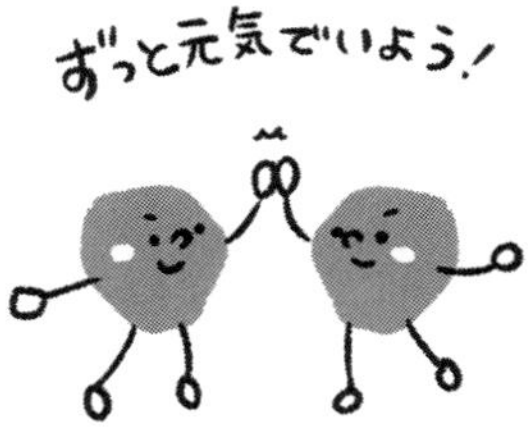

参考文献

※1 John Bedson , Peter R Croft：The discordance between clinical and radiographic knee osteoarthritis: a systematic search and summary of the literature.BMC Musculoskelet Disord.Sep 2:9:116.2008.

※2 Ali Guermazi,et al:Prevalence of abnormalities in knees detected by MRI in adults without knee osteoarthritis:population based observational study (Framingham Osteoarthritis Study).BMJ.Aug 29.339-345.2012.

※3 厚生労働省「2022（令和4年）国民生活基礎調査の概要」

※4 変形性膝関節症の保存療法　山田英二著　運動と医学の出版社 刊

※5 Kaufer H:Mechanical function of the patell.J Bone JointSurg 53A:1551-1560,1971.

※6 森脇克行ら ICD-11 時代のペインクリニックー国際疼痛学会（IASP) 慢性分類に学ぶ 日本ペインクリニック学会誌 28(6): 91-99, 2021.

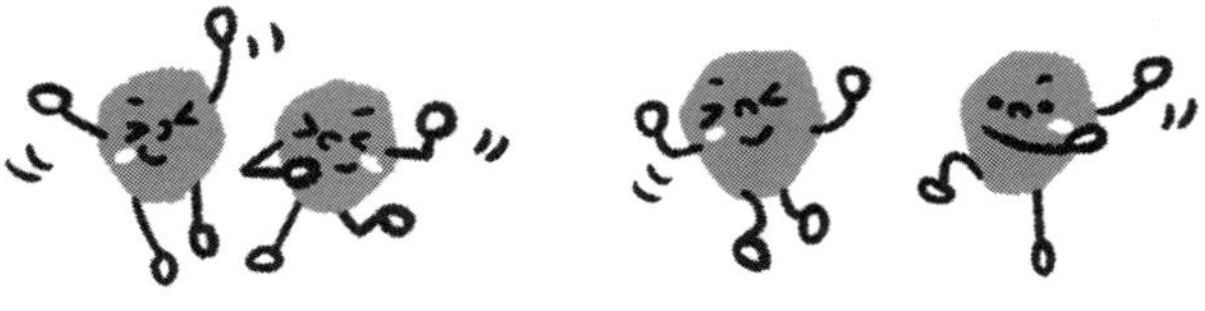

土屋元明 （つちや・げんめい）

理学療法士。インソールとリハビリの専門院「動きのこだわりテーション」（神奈川県鎌倉市）にて、痛みなどを抱える人の体にかかるストレスを改善させながら、回復方向へ向かう暮らし方やセフルケアを提案。「運動の質を高めることは人生の質を高める」をモットーに、健康という資産をつくるためのサポート・情報発信をしている。一般書・医学書ともに多数出版、雑誌やTV出演、講演など幅広く活躍中。著書に『ひざのねじれをとれば、ひざ痛は治る～１日５分から始める超簡単ひざトレーニング～』『腰は、もまずにつまめば、腰痛は治る～１日１分から始める超簡単「皮膚ずらし」ケア』（方丈社）、『不調と痛みが消える！ 10秒筋膜ほぐし』（主婦の友社）ほか。

「動きのこだわりテーション」
◀ホームページ
https://shisei-walking.com

「動きのこだわりテーション」Youtube ▶

構成……………下平貴子
デザイン…………モドロカ
イラスト…………うえのまきこ
ＤＴＰ……………山口良二

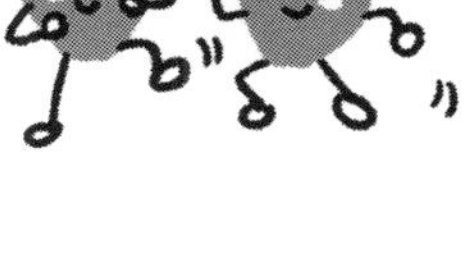

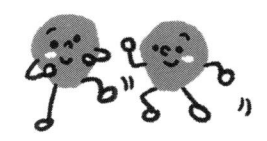

1日《にち》90秒《びょう》、皿《さら》をほぐすだけで、ひざ痛《つう》は治《なお》る！

1回《かい》30秒《びょう》、お皿《さら》ケアから始《はじ》める超簡単《ちょうかんたん》ひざセルフケア

2025年1月2日　第1版第1刷発行

著　者　土屋元明

発行人　宮下研一
発行所　株式会社方丈社
〒101-0051
東京都千代田区神田神保町 1-32 星野ビル2階
tel.03-3518-2272／fax.03-3518-2273
ホームページ https://hojosha.co.jp

印刷所　中央精版印刷株式会社

ISBN978-4-910818-22-1